정형외과질환의 약물요법 ABC

>> 외래진료 포인트!

정형외과질환의 약물요법 ABC

>> 외래진료 포인트!

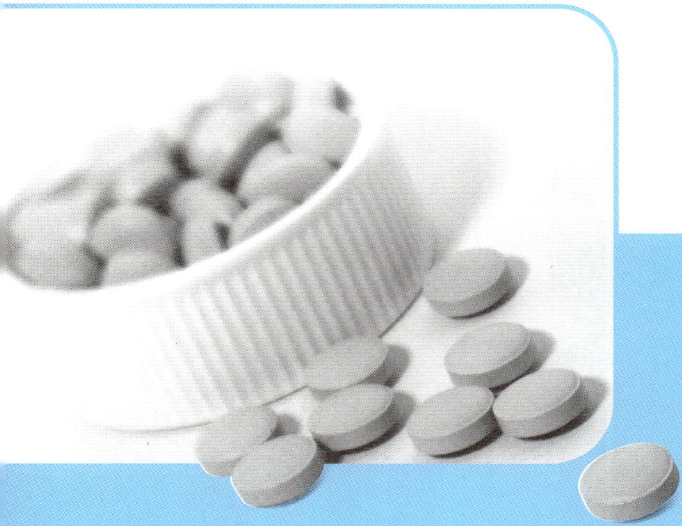

SOEN Satoshi

옮김 · 신재혁, 장호근

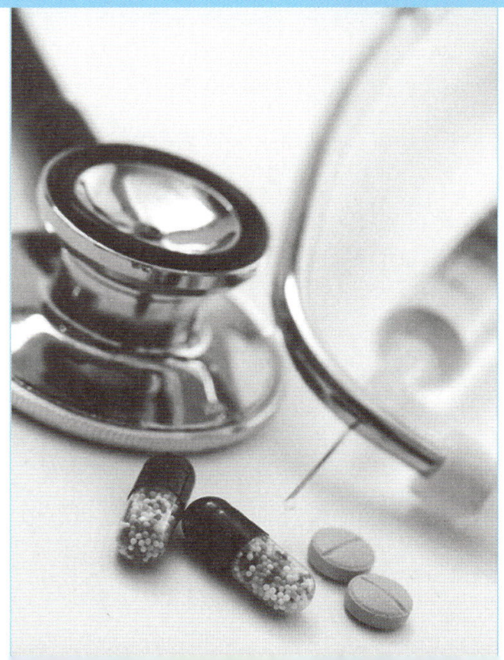

신흥메드싸이언스

정형외과질환의 약물요법 ABC

2012년 5월 20일 발행

지 은 이 : SOEN Satoshi
옮 긴 이 : 신 재 혁, 장 호 근
발 행 인 : 홍 성 혁
발 행 처 : **(주)신흥메드싸이언스**
편　　집 : 노 인 향
디 자 인 : 오 영 란

주　　소 : 서울시 영등포구 양평동 3가 15-1번지
월드메르디앙 비즈센터 501호
등록번호 : 제318-2007-000077호
전　　화 : 02) 2165-8670~4
팩　　스 : 02) 2165-8675
홈페이지 : www.shmed.co.kr

I S B N : 978-89-6498-024-8　　93510
정　　가 : 35,000원

이 책에서 소개하고 있는 약물의 성분과 처방 그리고 약품명은 원서를 기준으로 번역한 것입니다. 국내에서 사용되어지는 약물의 처방과 약품명이 다소 차이가 있을 수 있으므로 참고하여 구독해 주시기 바랍니다.

역자 소개

신 재 혁

- 의학박사
- 한림의대 한강성심병원 정형외과/척추센터 부교수
- 하버드 의대 Massachussetts General Hospital 정형외과/척추외과 교환 연수
- 한림의대 한강성심병원 국제진료팀장
- 대한척추외과학회 기초연구위원
- 대한골절학회 정회원
- 대한척추외과학회 정회원
- 대한정형외과학회 정회원

장 호 근

- 의학박사
- 한림의대 한강성심병원 정형외과/척추센터 교수
- 전 한림대성심병원 척추센터장
- 한림의대 한강성심병원장
- 미국 John's Hopkins Medical Center 정형외과/척추외과 교환 연수
- 대한척추외과학회 요추연구위원장
- 대한척추외과학회 정회원
- 대한정형외과학회 정회원
- 전 대한척추외과학회 감사
- 전 대한척추외과학회 전산정보위원장
- 전 대한정형외과학회 총무
- 전 대한정형외과학회 전산정보위원장

역자 서문

근골격계 질환의 환자를 치료하면서 약물요법은 끊임없이 요구되는 항목이다. 통증의 조절도 환자에 따라서 다양하게 나타남에 따라 약물요법에 대한 요망도도 높아지고 있다.

특히, 일반 약제로 쉽게 조절되지 않는 통증 및 질환에 접하게 되면서, 통상적인 통증 조절에서 보다 적극적이고 세심한 약물 사용이 환자에서의 만족도를 높일 수 있는 요건이 되고, 이에 면밀한 고찰에 입각한 약물요법의 지침이 필요하다고 느껴진다.

다양한 임상 경험에의 노출은 의료인의 자산인 바, 간접 경험의 축적이 진료에 도움이 되기를 기대하면서 다양한 근골격계 질환에서의 약물 사용의 지침을 소개하기에 이르렀다.

약품 소개에 있어서 성분명과 더불어 일부 상품명이 동시 소개되었는 바, 이는 지역적 분배의 차이가 있을 수 있음을 미리 양해 말씀드리며, 주로 의료적 성분명에 근거하여 읽어 주시기를 부탁드린다. 아울러 세계 학문은 이미 근접되고 있는 바, 이웃나라 일본에서의 진료적 관점을 접하는 것도 또한 본서 독서의 흥미로움이 되지 않을까 한다.

본서에서의 풍부한 약물 치료의 소개가 진료실에서 환자에게 안정된 치료를 제공하는데 도움이 되기를 소망한다.

2012년 4월

옮 긴 이

저자 서문

정형외과 치료에는 보존적 요법과 수술적 요법이 있고, 보존요법에는 약물요법과 비약물요법이 있다. 지금까지는 수술과 장비, 이학요법, 재활치료 등에 관한 서적은 수없이 많았지만, 정형외과적 질환을 위한 약물요법을 정리한 서적은 거의 없었다. 또한 정형외과적 질환의 외래진료에 있어서 약물요법이 주체가 됨은 물론, 입원, 수술요법에도 약물요법은 필수적이기에 정형외과 의사를 위한 약물요법을 정리한 책을 출간하기로 하였다.

우선 정형외과 의사에게 있어 처방 빈도가 가장 높은 비스테로이드성 항염증제(NSAIDs)에 대해서 기재하였고, 약물요법이 중요한 위치를 차지하는 정형외과적 질환에 대한 약물요법에 대해 각 질환별로 설명하였다. 또한, 소아 환자에 대한 약물요법과 수술전후 시기(perioperative period)의 약물요법에 대해서는 중요한 케이스라 판단하여 별도의 항목으로 나누었다. 각 항목마다 기본적인 사용법, 개요, 분류, 제네릭 의약품, 같이 섭취하는 음식이나 음료에 대한 주의점, 부작용과 그 대책 등에 대해서 설명하였다. 그리고 본서에 등장하는 약제를 일람표로 만들었다.

또한, 지금까지 정형외과 의사는 거의 사용하지 않고 주로 통증클리닉에서 사용된 Opioid(아편유사제)를 비롯하여 항우울제, 항경련제 등에 관해서도 몇 개의 항목에서 상세히 설명하였다. 정형외과는 앞으로 이런 약제를 사용하지 않을 수 없는 분야라고 생각하며 향후의 진료에 도움이 되기를 기대한다. 골다공증, 류마티스관절염에 대해서는 계속해서 새로운 약제가 등장함과 동시에 치료 목적까지 변화해가고 있다. 현 시점에서의 최신 정보를 기재하였으며 일상진료에 도움이 될 것이라 믿는다. 그리고 항생제 사용법과 수술 후의 심부정맥혈전 예방법에 대해서도 최근의 사고방식을 기재하였다.

이처럼 정형외과적 질환에 대한 약물요법에 관한 최근의 지식을 담았다고 자부한다. 정형외과 의사가 항상 가지고 다닐 수 있는 책이 되기를 바란다.

2010년 1월
SOEN Satoshi(宗圓 聰)

Contents

역자 소개 V
역자 서문 VI
저자 서문 VII

CHAPTER 1 비스테로이드성 항염증제

NSAIDs(non-steroidal anti-inflammatory drugs) 2
기본적인 사용법 2
실제 약제 선택의 예 2
금기(X) · 신중투여(△) · 병용주의(!) 3
개요 4
분류 4
분류 포인트 4
혈중농도 반감기에 의한 분류
제형(dosage form)에 의한 분류
COX 선택성에 의한 분류
같이 섭취하는 음식이나 음료의 주의점 8
알코올
흡연
카페인
Magnesium hydroxide(MgoH)
부작용과 그 대책 9
위장장애
신장장애
간장애, 알레르기, 천식
심혈관계
약제 상호작용
부작용을 일으키지 않기 위한 체크 리스트 11
제네릭 의약품 12

CHAPTER 2 질환별 약물요법의 실제

골다공증 ─── 14

기본적인 사용법 ─── 14

실제 약제 선택의 예 ─── 14

금기(X) · 신중투여(△) · 병용주의(!) ─── 14

개요 ─── 16

분류 ─── 16

작용기전에 의한 분류

제형(dosage form)에 의한 분류

투여 간격에 의한 분류

골밀도 증가 효과와 골절 예방 효과

같이 섭취하는 음식이나 음료의 주의점 ─── 17

부작용과 그 대책 ─── 19

비스포스포네이트 제제

선택적 에스트로젠 수용체 조절제(SERM)

활성형 비타민 D_3 제제

칼시토닌 제제

부작용을 일으키지 않기 위한 체크 리스트 ─── 20

다른 요법과의 공존 ─── 20

제네릭 의약품 ─── 20

류마티스관절염(rheumatoid arthritis, RA) ─── 22

기본적인 사용법 ─── 22

실제 약제 선택의 예 ─── 22

금기(X) · 신중투여(△) · 병용주의(!) ─── 23

개요 ─── 24

분류 ─── 25

분류 포인트 ─── 25

종래형 DMARDs

DMARDs의 선택

생물학적 제제(biologic DMARDs)

생물학적 제제의 선택

스테로이드

기타 약제

함께 섭취하는 음식이나 음료의 주의점 29
같이 섭취하는 음식
상호작용
부작용과 그 대책 29
• DMARDs 29
혈액 · 골수장애
간기능장애
간질성 폐렴
각 DMARDs에서의 주의점
• 생물학적 제제 33
결핵 및 감염증
호흡기 감염증에 대한 대처
투여반응(infusion reaction)
부작용을 일으키지 않기 위한 체크 리스트 35
제네릭 의약품 35

퇴행성 관절염 37
기본적인 사용법 37
실제 약제 선택의 예 37
금기(X) · 신중투여(△) · 병용주의(!) 37
개요 38
분류 39
분류 포인트 39
NSAIDs
부신피질 스테로이드(관절내 주입)
Sodium hyaluronate
비스포스포네이트 제제
부작용과 그 대책 43
NSAIDs
부신피질 스테로이드
Sodium hyaluronate
다른 요법과의 공존 44
제네릭 의약품 44

통풍, 가성 통풍 45
• 통풍 45
기본적인 사용법 45

실제 약제 선택의 예 — 45
금기(X) · 신중투여(△) · 병용주의(!) — 46
통풍 · 고요산혈증의 치료 개요 — 49
통풍 발작(통풍관절염) 치료 — 51
고요산혈증 치료 — 52
고요산혈증 · 통풍 합병증, 병발증에 대한 치료 — 54
신장장애, 요로결석
고혈압, 심혈관장애
고지혈증
내당능이상 · 비만
간장애
요산강하제의 약물상호작용, 부작용과 그 대책 — 55
고요산혈증의 비약물요법 — 56
통풍 · 고요산혈증 치료의 제네릭 의약품 — 56

• 가성 통풍 — 57
기본적인 사용법 — 57
실제 약제 선택의 예 — 57
가성 통풍 치료의 개요 — 58

척추질환 — **61**
기본적인 사용법 — 61
실제 약제 선택의 예 — 61
금기(X) · 신중투여(△) · 병용주의(!) — 61
개요 — 68
분류 — 68
NSAIDs
근긴장완화제
항울제
Opioid
항간질제
우두바이러스 접종 집토끼염증 피부 묘출액(an extract from inflammatory rabbit skin inoculated by vaccinia virus)
Acetaminophen
경구 prostaglandin E_1 유도체 제제
함께 섭취하는 음식이나 음료의 주의점 — 70
알코올

Magnesium hydroxide
부작용과 그 대책 — 71
현기증, 휘청거림, 탈력감, 구갈
오심 · 구토
변비
배뇨장애 · 요폐
졸음
다른 요법과의 공존 — 72
운동요법
약물요법의 한계
수술요법을 실시하는 경우
제네릭 의약품 — 72

신경, 근육질환 — 74
기본적인 사용법 — 74
금기(X) · 신중투여(△) · 병용주의(!) — 75
• 신경손상 · 교액성 신경장애 기타 말초신경장애 치료제 (mecobalamin) — 83
개요 — 83
부작용 — 83
• 당뇨병성 신경장애 치료제 — 83
개요 — 83
Eparlestat hydrochloride
Mexiletine hydrochloride
실제 사용법 — 84
Eparlestat hydrochloride
Mexiletine hydrochloride
부작용 — 84
Eparlestat hydrochloride
Mexiletine hydrochloride
• 신경장애성 통증 치료제 — 84
개요 — 84
분류 — 85
항울제
항경련제(gabapentin)
Opioid

항부정맥제
NMDA 수용체길항제(dextromethorphan hydrobromide hydrate)
Neurotropin

실제 사용법 —— 86
항울제
항경련제(gabapentin)
Opioid
항부정맥제
NMDA 수용체 길항제(dextromethorphan hydrobromide hydrate)
우두바이러스 접종 집토끼 염증 피부묘출액(an extract from inflammatory rabbit skin inoculated by vaccinia virus)

부작용 —— 88
항울제
Gabapentin
Opioid
Codeine phosphate, morphine sulfate hydrate 서방제, Oxycodone hydrochloride hydrate 서방제
Lidocaine hydrochloride
Dextromethorphan hydrobromide hydrate
우두바이러스 접종 집토끼 염증 피부 묘출액(an extract from inflammatory rabbit skin inoculated by vaccinia virus)

• 복합성 국소통증증후군(complex regional pain syndrome, CRPS) 치료제 —— 89

개요 —— 89
스테로이드

부작용 —— 90
스테로이드

• 근이완제 —— 90

개요 —— 90
Eperisone hydrochloride
Tizanidine hydrochloride
Chlorphenesin carbamate
Tolperisone hydrochloride
Afloqualone

부작용 —— 91
Eperisone hydrochloride
Tizanidine hydrochloride
Chlorphenesin carbamate
Tolperisone hydrochloride
Afloqualone

• 근경련치료제(작약감초탕) 92
제네릭 의약품 92

말초순환장애, 저혈성 괴사성 질환 94
기본적인 사용법 94
실제 약제 선택의 예 94
금기(X) · 신중투여(△) · 병용주의(!) 95
개요 99
분류 99
분류 포인트 99
약물요법의 실제 100
정맥혈전색전증(VTE)
레이노병 · 레이노증후군
함께 섭취하는 음식이나 음료의 주의점 102
알코올
낫토, 클로렐라 등 비타민 K 함유 식품
망종화(St. John's work) 함유 식품
부작용과 그 대책 102
출혈
쇼크, 아나필락시스양 증상
Heparin 기인성 혈소판감소증
재생불량성 빈혈
백혈구감소
뇌경색, 폐색전증, 심부정맥혈전증
천식발작을 유발
피부 증상
탈모
골다공증, 저알도스테론증
심파열
부정맥
혈압저하, 기립성 저혈압
오심, 구토, 설사, 식욕부진
간질성 폐렴
소화성 궤양
간기능장애
신장기능장애
최기형성
다른 요법과의 공존 104

부작용을 일으키지 않기 위한 체크 리스트 105
제네릭 의약품 106

원발성 악성 골 · 연부종양 109

기본적인 사용법 109
실제 약제 선택의 예 109
금기(X) · 신중투여(△) · 병용주의(!) 110
개요 111
분류 112
분류 포인트 112
다른 요법과의 공존 113
제네릭 의약품 114

전이성 골종양 115

기본적인 사용법 115
실제 약제 선택의 예 116
금기(X) · 신중투여(△) · 병용주의(!) 117
개요 119
분류 120
분류 포인트 120
대상의 증상에 따른 분류
제형에 따른 분류와 특징
함께 섭취하는 음식이나 음료의 주의점 128
알코올
영양제
부작용과 그 대책 128
위장장애
간장애
신장장애
변비
하제
오심 · 구토
섬망
다른 요법과의 공존 130
원발암에 대한 치료
대증요법

부작용을 일으키지 않기 위한 체크 리스트 — 133
제네릭 의약품 — 137

CHAPTER 3 소아의 약물요법

진통, 소염, 해열 — **140**
기본적인 사용법 — 140
실제 약제 선택의 예 — 140
금기(X) · 신중투여(△) · 병용주의(!) — 141
개요 — 141
부작용과 그 대책 — 142
쇼크
아나필락시스양 증상(호흡곤란, 전신홍반, 혈관부종, 두드러기 등)
스티븐스존슨증후군, 중독성 표피괴사증(Lyell 증후군)
천식발작
간기능장애, 황달
혈액이상(과립구감소, 혈소판감소, 혈소판기능저하, 출혈 시간의 연장 등)
청색증
과민증
오심 · 구토 · 식욕부진 등
Reye 증후군
제네릭 의약품 — 144

항생제의 사용법 — **145**
기본적인 사용법 — 145
실제 약제 선택의 예 — 145
개요 — 146
분류 — 146
분류 포인트 — 146
세팔로스포린계
페니실린계
카바페넴계
아미노글리코시드계
글리코펩티드계
테트라사이클린계
Fosmicin
퀴놀론계

주요 항생제와 약제상호작용 ——— 150
부작용 ——— 150
다른 요법과의 공존 ——— 151
제네릭 의약품 ——— 152

검사, 처치를 위한 소아의 진정 ——— 153
기본적인 사용법 ——— 153
실제 약제 선택의 예 ——— 153
진정에 사용되는 약제 ——— 154
트리클로르초산
Benzodiazepam
Ketamine
Propofol
Barbital
진정의 실제 ——— 157
약제에 의존하지 않는 진정
수면이 필요한 검사, 영상 진단(CT, MRI, RI 등)
통증을 수반하는 처치(광범위한 처치, 골절, 탈구의 정복 등)

CHAPTER 4 수술 전후에 이용하는 약제

수술 시에 사용하는 약제 ——— 160
수술 전후 시기에 예방적 항생제의 사용법 ——— 160
수술 전후 시기에 항응고제의 사용법 ——— 160
실제 약제 선택의 예 ——— 160
금기(X) · 신중투여(△) · 병용주의(!) ——— 161
• 수술 후 감염 예방에 대한 항생제의 적정 사용 ——— 162
개요 ——— 162
분류 ——— 162
분류 포인트 ——— 162
예방적 항생제의 선택
항생제의 투여 방법
예방적 항생제 투여 시의 부작용 ——— 165
아나필락시스

부작용을 일으키지 않기 위한 체크 리스트 —— 166

• 수술 전후 시기에서의 정맥혈전색전증 (venous thromboembolism, VTE) 예방 —— 167

개요 —— 167

분류 —— 168

분류 포인트 —— 168

혈역동학적 변화(혈류의 어혈 및 와류) 방지

혈관내피손상 방지

혈액응고상태 방지

함께 섭취하는 음식이나 음료의 주의점 —— 172

Warfarin potassium

항응고요법의 부작용과 그 대책 —— 172

출혈

헤파린 기인성 혈소판감소증(heparin-induced thrombocytopenia)

약제상호작용

부작용을 일으키지 않기 위한 체크 리스트 —— 174

기초질환이 있는 환자에서 수술 전후의 약제 이용 —— 175

기본적인 사용법 —— 175

개요 —— 175

포인트 —— 175

기초질환에 대한 약제의 중지 · 변경 —— 176

강압제

항혈소판제, 항응고제

항정신병제

당뇨병 치료제

신부전, 간부전이 있는 경우의 약제 사용 —— 178

만성 신부전, 인공투석

간부전, 간경변

스테로이드 커버 —— 179

항류마티스제 —— 180

본서에서 사용하는 약제 일람 —— 182

찾아보기 —— 193

CHAPTER 1

비스테로이드성 항염증제

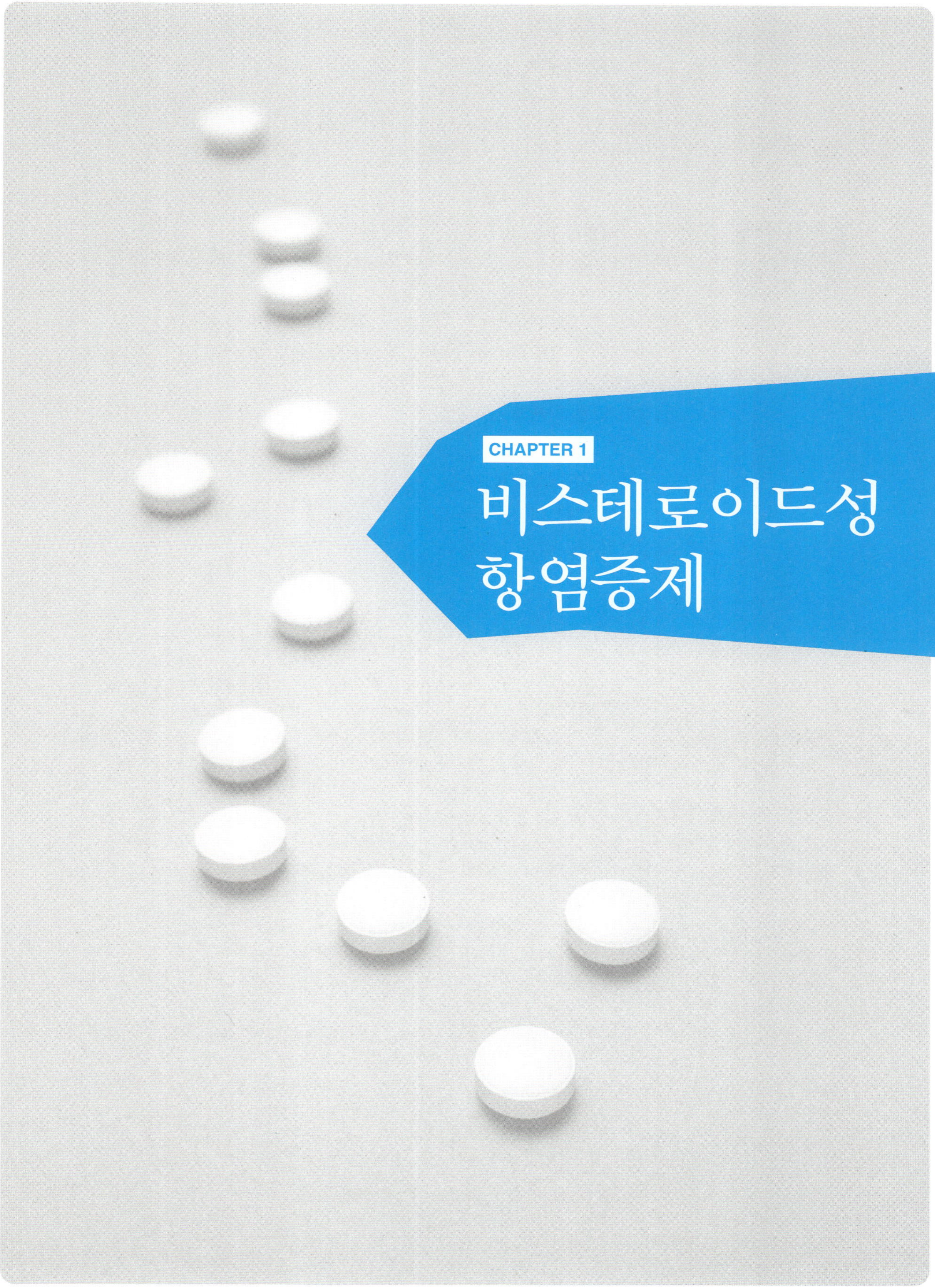

CHAPTER 1

NSAIDs

Non-Steroidal Anti-Inflammatory Drugs

기본적인 사용법

① 원인치료요법은 아니다.

어디까지나 소염, 진통, 해열을 목적으로 사용하는 약제이지 질환에 대한 원인요법이 아님을 염두에 둔다.

② 분류와 그 특징을 숙지한다.

아래에 설명한 제형(dosage form), 화학구조상의 분류, COX-2 선택성, 혈중농도 반감기 등의 특징을 숙지한다.

③ 유용성이 있는 약제를 선택한다.

④ 환자에 맞게 용법, 용량을 결정한다.

⑤ 부작용을 정기적으로 체크한다.

⑥ 위장장애에 대한 대책을 세운다.

⑦ 약물상호작용을 항상 기억한다.

실제 약제 선택의 예

대상	약제 선택의 예
강력한 효과를 기대	Diclofenac sodium, Indomethacin, Loxoprofen sodium hydrate
신속한 효과를 기대	좌약, Loxoprofen sodium hydrate, Lornoxicama
이른 아침이나 밤에 통증이 있는 환자	취침 전에 좌약, Loxoprofen sodium hydrate, Lornoxicama
안정 시 통증이 있는 환자	좌약의 둔용(single use), Meloxicam, Piroxicam
운동 시 통증이 있는 환자	Loxoprofen sodium, Lornoxicama의 연속적 복용, 일시적 복용
골절 환자	COX-2 선택성이 낮은 약제(**표 4** 참조)
경구 섭취가 곤란한 환자	좌약, 외용제
위장장애가 있는 환자	Celecoxib, 전구약물(Prodrug)(**표 4** 참조), 외용제
신장장애가 있는 환자	혈중농도 반감기가 짧은 약제(**표 2** 참조), 외용제
간장애가 있는 환자	외용제, 좌약
알레르기가 있는 환자	COX-2 선택성이 높은 약제
천식 환자	원칙적으로 사용을 피한다. 필요하다면 COX-2 선택성이 높은 약제
고령자	혈중농도 반감기가 짧은 약제를 소량 사용, 외용제
소아	Ibuprofen, Naproxen
임신부	가능하면 사용하지 않고, 임신 32주 이후에는 절대 중지, 외용제
수유중인 환자	NASIDs는 아니지만 진정해열에는 Acetaminophen loxoprofen sodium을 소량
항응고제, 경구당뇨병치료제를 사용중인 환자	Loxoprofen Sodium Hydrate을 소량

금기(X) · 신중투여(△) · 병용주의(!)

공통된 약제로 Loxoprofen sodium hydrate를 예로 들지만, 약제에 따라 다르므로 첨부 문서를 참조한다.

× 소화성 궤양이 있는 환자
× 중증 혈액 이상이 있는 환자
× 중증 간장애가 있는 환자
× 중증 신장장애가 있는 환자
× 중증 심기능부전이 있는 환자
× 성분에 과민성을 가진 환자
× 아스피린 천식 또는 그 기왕력이 있는 환자
× 임신 말기인 환자
△ 소화성 궤양의 기왕력이 있는 환자
△ NSAIDs 장기 투여에 따른 소화성 궤양이 있는 환자로 본제의 장기 투여가 필요하거나 Misoprostol로 치료 중인 환자
△ 혈액이상 또는 그 기왕력이 있는 환자
△ 간장애 또는 그 기왕력이 있는 환자
△ 신장장애 또는 그 기왕력이 있는 환자
△ 심기능장애가 있는 환자
△ 과민성의 기왕력이 있는 환자
△ 기관지 천식이 있는 환자
△ 궤양성 대장염이나 크론병(Crohn's disease) 환자
△ 고령자
! 쿠마린계 항응고제(warfarin potassium 등)
! 설포닐요소계 혈당강하제(tolbutamide 등)
! 뉴퀴놀론계 항생제(enoxacin hydrate 등)
! 리튬 제제
! 티아지드계 이뇨제
! Methotrexate(류마티스관절염에 사용된 양으로는 문제가 안 됨)

개요

NSAIDs는 cyclooxygenase(COX)를 저해함으로써 prostaglandin 생성을 제어하여 바로 진통, 해열 효과를 가져온다. 반면, 항염증 효과가 나타나기까지는 1~2주가 걸린다. 이처럼 NSAIDs는 진통, 해열, 소염 효과를 가지는 비특이적인 염증 반응을 제어하는 약제이다. 정형외과 진료를 받는 대부분의 환자가 호소하는 주증은 통증이며, NSAIDs는 정형외과에서 처방되는 약제 중 처방 빈도가 가장 높은 약제이다. 또한 항염증 효과가 있다 하더라도, 예를 들어 류마티스관절염의 관절 파괴를 막아주는 것은 아니며, 기본적으로 본 약제의 효과는 대증요법으로서의 효과에 국한됨을 염두에 두어야 한다.

분류

분류 포인트

- 화학구조상의 분류에서는 프로피온산계 약제가 소염, 진통, 해열 작용에 대한 균형성이 좋다.
- 일반적으로 혈중농도 반감기가 짧은 약제(3회 분복하는 약제)는 신속한 효과도 우수하고, 부작용도 적다.
- 좌약은 효과는 강하지만, 결코 위장장애가 적다고는 볼 수 없다.
- 외용제는 전신적인 부작용이 거의 없다.
- COX-2 선택성 약제는 기존 약제에 비해 위장장애가 적다.

NSAIDs는 모두 똑같은 것은 아니고 종류별로 분류된다. 교과서적으로는 반드시 화학적 구조상의 분류가 기재되어 있고, 크게 산성, 염기성으로 나뉘며 산성인 NSAIDs은 살리실산계, 안트라닐산계, 아릴산계, 프로피온산계, 옥시캄계로 나뉘고, 다시 아릴산계는 페닐아세트산계, 인돌아세트산계, 피라노아세트산계, 나프탈린계, 이소옥사졸아세트산계로 나뉜다(**표 1**). 화학구조상의 분류에 따라 각각의 특징은 있으나, 실제 임상에서는 이런 분류로 NSAIDs를 구분지어 사용하는 데에는 어려움이 있고, 프로피온산계(ibuprofen, naproxen, loxoprofen sodium hydrate, zaltoprofen)의 약제가 진통, 해열, 항염증 작용을 균형 있게 유지해주고, 페닐아세트산계인 Diclofenac sodium이나 인돌아세트산계인 Indomethacin은 더욱 강력한 효과가 있다는 것을 기억해 두면 된다.

혈중농도 반감기에 의한 분류

혈중농도 반감기에 의한 분류를 **표 2**에 나타내었다. 일반적으로 반감기가 짧은 약제는 신속한 효과로 급성 염증에 효과가 있다. 약효는 다소 약하지만 부작용이 적고 복용량 조절이 쉽다. 또한, 혈중에서 빠르게 대사되기 때문에 부작용이 나타나도 대처가 간편하다. 그에 비해 반감기가 긴 약제는 다소 효과가 늦게 나타나지만 안정된 혈중농도를 얻을 수 있어 만성 염증에 효과가 있다. 투여횟수가 적어 복약 준수율(compliance)도 좋다. 약제 효과는 강하지만 부작용도 크므로 간장, 신장 등의 장애가 있는 환자나 고령자에게는 바람직하지 않다.

제형(dosage form)에 의한 분류

동일한 약제라도 부작용을 줄이거나 효과를 높이기 위해 여러 종류의 제형(dosage form)이 나와 있다(**표 3**).

표 1 화학구조에 의한 NSAIDs의 분류

산성	살리실산계		Aspirin 등 Sodium salicylate 등*
	안트라닐산계		Mefenamic acid 등*
	아릴산계	페닐아세트산계	Diclofenac sodium 등*
		인돌아세트산계	Indomethacin 등 Sulindac 등*
		피라노아세트산계	Etodolac 등*
		나프탈린계	Nabumetone
		이소옥사졸아세트산계	Mofezolac
	프로피온산계		Ibuprofen 등* Naproxen 등* Loxoprofen sodium hydrate 등* Zaltoprofen 등** Oxaprozin 등** Pranoprofen 등**
	옥시캄계		Piroxicam 등* Ampiroxicam* Lornoxicam Meloxicam
염기성			Tiaramide hydrochloride 등

*: 제네릭 의약품도 있음 **: 제네릭 의약품만

▶ 서방형 약제

서방형 약제는 혈중농도 유지 시간을 연장시켜 효과를 지속시키기 위한 약제로, 투여횟수를 줄일 수 있다.

▶ 전구약물(prodrug)

전구약물(**표 4**)은 불활성체로서 위장 점막으로 흡수되고, 체내에서 대사되어 활성체가 되기 때문에 흡수 시 위점막에서의 prostaglandin 생합성 저해작용이 없어 위장장애가 적다.

▶ 좌약

좌약은 직장 점막을 통해 약제가 흡수되도록 한 것으로 경구투여 시와 같은 직접적인 위장장애가 없고, 일반적으로 흡수가 잘 되면 신속한 효과가 있는 것이 장점이다. 또한, 흡수 후 대부분이 장관정맥에서 직접 하대정맥으로 들어가기 때문에 그 효용성이 좋다. 다만, 최종적으로 혈류 속에서 위점막에 도달하기 때문에 반드시 위장장애를 감소시킨다고는 볼 수 없다고 보고된다.

▶ 외용제

외용제는 유효성분이 경피적으로 흡수되도록 만들어진 약제이다. 국소작용뿐이고 전신작

표 2 혈중농도 반감기에 의한 NSIDs의 분류

분류	약제	반감기(시간)	용법
장기간지속형	Tenoxicam	57	1회
	Oxaprozin	50	1~2회 분복
	Piroxicam	36	1회
중간시간지속형	Nabumetone	21	1회
	Meloxicam	20	1회
	Sulindac	15	2회 분복
	Naproxen	14	2~3회 분복
	Zaltoprofen	9	3회 분복
	Etodolac	6~8	2회 분복
단기간지속형	Indomethacin	3	3회 분복
	Lornoxicam	2.5	3회 분복
	Tiaprofenic acid	2	3회 분복
	Diclofenac sodium 서방정	2	3회 분복
	Ibuprofen	2	3회 분복
	Pranoprofen	1.5	3회 분복
	Loxoprofen sodium hydrate	1.5	3회 분복
	Diclofenac sodium	1.3	3회 분복

용은 거의 없으며, 피하 심부의 관절 근접 연부조직의 통증이나 염증에 유용하다고 여겨진다.

COX 선택성에 의한 분류

COX 중, COX-1이 혈소판 응집, 위산분비 억제, 위점막 보호, 이뇨, 발열, 혈압 · 혈행 유지 등 생리적 작용이 있는 반면에 COX-2는 염증반응, 혈관신생, 배란, 분만, 골흡수, 쇼크 시 혈압저하, 위궤양의 회복, 세포자멸사(apoptosis) 등과 관여한다. 따라서 소화관 궤양 등의 부작용이 거의 없는 보다 적합한 목적성을 띄고 COX-2 선택적 억제제가 개발되었다. 기존의 NSAIDs는 COX-2의 선택성을 고려하여 개발된 것은 아니지만, Etodolac나 Meloxicam은 COX-2에 대한 선택성이 높다(**표 4**).

▶ 콕시브계 약제

또한, COX-2만을 선택적으로 저해할 목적으로 개발된 약제로서 Celecoxib 등의 콕시브계 약제이다. 콕시브계 약제는 비선택성 약제보다 위장장애의 발증 빈도가 분명 적기는 하지만, 소염, 진통 효과는 비선택성 약제보다 높다고는 할 수 없다. 콕시브계 약제의 특

표 3 각종 제형과 목적, 특징

제형	목적, 특징
서방형 약제	효과 유지
전구약물(prodrug)	위장장애의 경감
좌약	신속한 효과
외용제	각종 장기장애의 경감

표 4 COX-2 선택성에 의한 NSAIDs의 분류

COX 선택성	약제
COX-2 선택성 ↑	Celecoxib, Etodolac, Meloxicam, Diclofenac sodium, Mefenamic acid, Zaltoprofen, Loxoprofen sodium hydrate*, Sulindac*, Nabumetone*, Piroxicam, Ibuprofen, Naproxen, Aspirin, Indomethacin, Flurbiprofen, Oxaprozin, Ketoprofen, Mofezolac
↓ COX-1 선택성	

*: 전구약품

징으로서 알레르기나 천식을 유발시키지 않는다고 보고는 되었지만, 국외의 대규모 임상시험에서는 신장장애의 발생에 대한 비선택성 약제와의 차이는 인정을 받지 못했다. 그러나 일본내의 Celecoxib 임상시험의 종합분석에서는 비선택성 약제에 비해 부종이나 혈압상승에서 크게 차이를 보였다고 보고되었고, 신장장애도 경감시킬 수 있는 가능성을 시사하였다. 또한, Celecoxib는 연골대사와 골대사에 좋은 영향을 미친다고 보고되었고, 변형성관절증이나 류마티스관절염에 대한 질환 수식성 효과의 존재도 시사하였다. 반면, COX-2와 골절치유나 인대치유와의 관련성이 시사되었으며, 특히 골절치유가 지연될 가능성이 있는 환자한테 사용하는 것은 단기간으로 국한시키는 것이 바람직하다고 생각한다.

같이 섭취하는 음식이나 음료의 주의점

알코올

NSAIDs와 알코올을 거의 동시에 섭취했을 경우, 둘 다 소화관 점막에 상해를 입히기 때문에 소화관 장애가 늘어날 수 있다. 또한, Aspirin과 알코올 동시섭취로 인해 Aspirin 혈중농도는 증가한다고 보고되어 있고, 효과가 강해지는 한편 부작용 발현도 많아질 수 있어 경도의 위출혈의 경우는, 그 발현율이 약 2배가 된다는 보고가 있다.

흡연

흡연으로 간의 약물대사효소인 P450계가 활성화되고, 특히 CYP1A2가 유도된다. NSAIDs는 아니지만 Acetaminophen이 영향을 받는 것이 밝혀졌다. 흡연으로 간 대사가 촉진되어 혈중농도가 떨어지고, 약효도 저하된다.

카페인

Aspirin을 카페인과 병용하면 혈중농도가 상승한다는 사실이 확인되었다. 진통, 하열제, 감기약에서는 이러한 상호작용을 기대하여 카페인이 배합되어 있는 것이 있지만, 소화관장애의 위험성이 높아지기 때문에 식후섭취를 권장한다.

Magnesium hydroxide(MgoH)

Magnesium hydroxide와 병용하면 Ibuprofen, Flurbiprofen 등의 흡수는 촉진되지만, Ketoprofen, Naproxen에서는 오히려 흡수가 저해된다.

부작용과 그 대책

부작용은 NSAIDs 작용(프로스타글란딘의 생성 억제)과 끊을 라야 끊을 수 없는 경우가 많으며 용량에 의존하는 경우가 많다. 정도의 차이는 있으나 모든 약제에서 공통적으로 보이는 부작용과 각각의 약제에 비교적 특이적으로 나타나는 부작용이 있다(**표 5**). 부작용을 조기에 발견하기 위해서는 자각증상, 타각증상을 체크하고, 대소변(잠혈반응), 혈액검사(말초혈, 간기능, 신장기능 등)를 정기적으로 시행해야 한다.

위장장애

고령자, 소화성 궤양이나 소화관 출혈의 기왕력이 있는 환자, 스테로이드 복용자, 항응고제의 병용 예, 복수 또는 고용량의 NSAIDs 사용, 중증 전신질환 합병이 확실한 위험인자이고, 헬리코박터 파일로리균 감염, 흡연이나 알코올을 자주 접하는 것이 가능성 있는 위험인자이다. 이런 증례에서는 식사 직후에 복용하도록 하고, COX-2 선택성 저해제의 선택, 기존의 NSAIDs를 사용할 때는 NSAIDs 유발성 궤양에 유효성이 증명된 약제를 병용하는 것이 좋다. NSAIDs에 따른 상부소화관 장애에 가장 효과가 있다고 증명된 것은 Misoprostol이고, NSAIDs 궤양의 적응이 있는 유일한 약제이지만, 설사하는 부작용과 자궁수축작용으로 임신가능한 연령에는 사용할 수 없다는 문제점이 있다. 프로톤펌프억제제(proton pump inhibitor)도 유효하지만, 보험 적용 가능한 용량을 확인하여야 한다. 상부소화관 장애의 위험성이 높은 환자에게는 Celecoxib와 프로톤펌프억제제를 병용하면 위험성을 피할 수 있다는 보고가 있다. 최근, NSAIDs에 의한 하부소화관 장애도 문제가 되지만 그 대책은 향후 검토가 필요하다.

표 5 NSAIDs의 부작용

공통적으로 보이는 부작용	특이적으로 보이는 부작용
위장장애* 피진 간장애 신장장애 아스피린 천식 조혈장기장애 심근경색, 협십증, 뇌혈관장애	Aspirin: 이명**, 난청** Indomethacin: 휘청거림**, 현기증**, 두통, 파킨슨증후군의 악화 Ibuprofen, Sulindac: 수막자극 증상 Mefenamic acid: 용혈성 빈혈 Piroxicam: 광선과민증 Phenylbutazone: 재생 불량성 빈혈, 무과립구증

*: 빈도가 가장 높다, **: 약물 혈중농도에 따라 출현한다.

신장장애

신장장애의 위험인자에는 고령자, 신장질환의 기왕력이 있는 환자, 울혈성 심부전, 간경변, 동맥경화증, 고혈압 등이 있다. 위험인자를 가지고 있는 환자에게 NSAIDs를 투여할 때는 혈중농도 반감기가 짧은 약제를 소량 투여하여 혈청크레아티닌(serum creatinine)을 정기적으로 측정함과 함께 부종, 체중증가 등에 세심한 주의를 기울이면서 서서히 증량한다.

간장애, 알레르기, 천식

간장애를 피하기 위해서는 외용제가 좋고, 알레르기를 피하기 위해서는 구조가 간단한 약제가 좋다. 아스피린 천식뿐만 아니라 일반 천식의 기왕력이 있는 예에서는 NSAIDs를 피하는 것이 좋다.

심혈관계

최근 주목받고 있는 것이 NSAIDs에 의한 심혈관계 질환의 증가이다. 콕시브계 약제인 Rofecoxib의 대장 용종 재발 예방 시험에서 투여 후 18개월 이후에 플라시보와 비교하여 심혈관계 질환이 유의하게 증가한 것을 확인, 본 약제는 자체 회수되었다. 그 후, 미국 FDA 위원회에서 검토되어 심혈관계 질환은 COX-2 선택성 억제제뿐만 아니라 모든 NSAIDs가 위험인자가 될 수 있다는 결론에 이르러 모든 NSAIDs의 첨부 문서에 소화관장애와 함께 심혈관계 질환에 대해서도 의무적으로 기재하게 되었다. 적어도 심혈관계 질환의 기왕력이 있는 환자에게는 장기 투여를 피해야 한다.

약제 상호작용

약제의 상호작용으로서 Warfarin potassium, Tolbutamide의 약효 증강, Methotrexate의 독성 증강, 리튬 중독, β-차단제, 혈관확장제, Methyldopa hydrate, 루프이뇨제(loop diuretics), ACE 저해제, 항파킨슨병제의 약효 저하, 뉴퀴놀론계 항생제에 의한 경련발작의 증강 등이 알려졌다. 이런 것들을 피하기 위해서는 원칙적으로 혈중농도 반감기가 짧은 약제를 소량 사용하는 것이 바람직하다.

부작용을 일으키지 않기 위한 체크 리스트

- ✓ 고령자(65세 이상) → 위장장애
- ✓ 소화성 궤양이나 소화관 출혈의 기왕력 → 위장장애
- ✓ 복용약
  - 스테로이드 → 위장장애
  - 항응고제 → 위장장애
  - Warfarin potassium, Tolbutamide → 이들 약제의 약효 증강
  - Methotrexate(고용량) → Methotrexate의 독성 증강
  - 리튬 약제 → 리튬 중독
  - 뉴퀴놀론계 항생제 → 경련발작의 증강
  - β-차단제, 혈관확장제, Methyldopa hydrate, 루프이뇨제, ACE 저해제, 항파킨슨병제 → 이들 약제의 약효 저하
- ✓ 식후 30분 이내에 복용하게 하다 → 위장장애 예방
- ✓ 신장장애
- ✓ 간장애
- ✓ 심혈관 질환 및 그 기왕력
- ✓ 천식 및 그 기왕력
- ✓ 임신, 수유의 유무
- ✓ 부작용의 출현
  - 소화관 증상 → 위장장애
  - 부종 → 신장장애
  - 식욕저하, 권태감 → 간장애
  - 감기 비슷한 증상 → 혈액장애
  - 구내염 → 혈액장애

>> 제네릭 의약품

NSAIDs에 대해서는 대부분의 제네릭 의약품을 사용할 수 있다. **표 1**에 화학구조에 의해 분류한 제네릭 의약품을 나타내었다. 비교적 새로운 약제인 Lornoxicam, Meloxicam과 좀 더 새로운 Celecoxib는 제네릭 의약품이 아니다. 상품명 일부는 <전이성 골종양> 항목의 **표 4**(p. 135)를 참조한다.

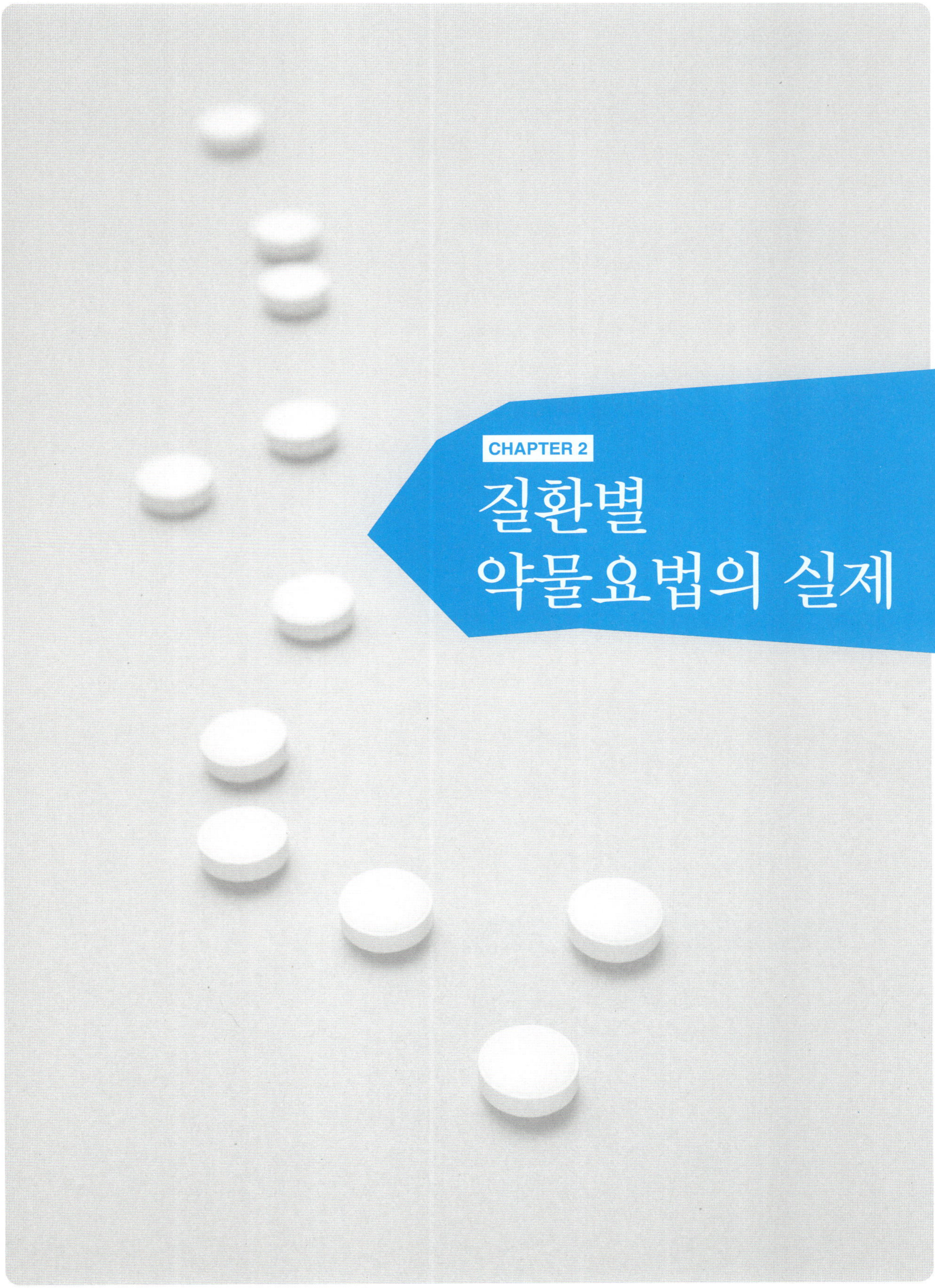

CHAPTER 2

질환별 약물요법의 실제

CHAPTER 2

골다공증

기본적인 사용법

① 골절 예방이 치료의 목적이다.

증상을 완화시키거나, 골밀도를 증가시키는 것이 골다공증 치료의 주된 목적이 아니다. 골절 예방이 치료의 목적이다.

② 분류와 작용기전을 이해한다.

③ 골절 예방에 유효한 약제를 선택한다.

④ 복약 방법을 숙지한다.

⑤ 부작용을 이해하고, 체크한다. 특히, 투여 시작 시에는 주의를 한다.

⑥ 충분한 골절 예방 효과를 얻기 위해서는 6개월 또는 1년 이상이 걸린다.

실제 약제 선택의 예

대상	약제 선택의 예
골절 기왕력이 있어 골절 위험도가 높은 증례	Alendronate sodium hydrate(alendronate), Risedronate sodium hydrate(risedronate), Minodronic acid hydrate, Raloxifene hydrochloride
진통 작용을 기대하는 증례	칼시토닌 제제
갱년기 장애를 가지고 있는 증례	여성호르몬
칼슘이 부족한 증례	Calcium lactate hydrate, 활성형 비타민 D_3
폐경 전 증례	활성형 비타민 D_3 제제, 비타민 K_2 제제

금기(X) · 신중투여(△) · 병용주의(!)

① **비스포스포네이트(bisphosphonate)**

× 식도 협착 또는 식도 이완불능증(achalasia)

× 복용 시 서 있는 자세 혹은 앉아 있는 자세를 30분 이상 유지를 할 수 없는 환자

× 비스포스포네이트 계열 약제에 과민증 기왕력이 있는 예

× 저칼슘혈증 환자

× 임신부 또는 임신 가능성이 있는 환자

× 고도의 신장장애

△ 연하곤란(dysphagia), 식도염, 위염, 십이지장염 또는 궤양 등의 상부소화관장애

! 칼슘보충제, 제산제, 마그네슘 제제

② 선택적 에스트로젠 수용체 조절제(SERM)

× 심부정맥혈전증, 간혈전색전증, 망막정맥혈전증 등, 또는 그 기왕력

× 장기부동 예

× 항인지질항체 증후군(anti-phospholipid antibody syndrome), 임신부, 수유 중인 여성

△ 간장애 환자, 신장장애 환자, 에스트로젠(estrogen) 요법으로 고중성지방혈증(>500mg/dL)의 기왕력

! Ampicillin, Cholestyramine, Warfarin potassium

③ 칼시토닌 제제

× 과민증 기왕력

△ 과민증상을 일으키기 쉬운 예, 기관지천식 혹은 유사한 기왕력

△ 수유 중인 여성, 임신 말기

! 비스포스포네이트(pamidronic acid sodium salt hydrate)로 혈청 칼슘이 급속하게 저하

④ 활성화 비타민 D_3 제제

× 고칼슘혈증

△ 임신부한테 투여

! 마그네슘 함유 제제, 디지털리스 제제

⑤ 비타민 K_2

× 과민증 기왕력

! Warfarin potassium 작용 감소

개요

골다공증 치료제는 골대사를 개선하여 그 치료 효과를 발현하지만, 약제에 따라 작용기전이 달라서 골절 억제 효과도 약제에 따라 차이를 보인다. 따라서 약제의 작용기전과 골절 억제 효과를 이해한 후에 치료를 해야 한다.

약제를 선택할 때는 골절 위험, 연령, 통증 유무 등을 고려한다. 골절 위험은 골밀도, 취약성 골절의 기왕력, 대퇴골근위부 골절의 가족력, 음주, 흡연 등으로 규정된다. 또한 고령자일수록 골절 위험도 높고, 골대사 마커의 수치가 높은 골대사가 항진된 예일수록 골절 위험이 높다. 골절 위험이 높은 증례에서는 골절 억제 효과가 높은 약제를 선택한다.

치료제는 6개월~1년 동안 지속하지 않으면 충분한 골절예방 효과를 얻을 수 없다. 따라서 치료의 필요성을 환자가 이해할 수 있도록 노력하고, 장기간 복약하도록 장려한다.

분류

작용기전에 의한 분류

골다골증 치료에 사용되는 약제는 작용기전에 따라 파골세포의 골흡수를 억제하는 골흡수 억제제와 골아세포의 골형성을 촉진하는 골형성 촉진제로 분류된다(**표 1**).

골흡수 억제제에는 비스포스포네이트(bisphosphonates), 선택적 에스트로젠 수용체 조

표 1 작용기전에 의한 분류

골흡수 억제제	비스포스포네이트 제제	Alendronate sodium hydrate(alendronate) Risedronate sodium hydrate(risedronate) Minodronic acid hydrate Etidronate disodium(etidronate)
	선택적 에스트로젠 수용체 조절제 (SERM)	Raloxifene hydrochloride
	칼시토닌 제제	Elcatonin Salmon calcitonin
	여성호르몬 제제	Estrogen
골형성 촉진제	단백동화호르몬 제제	Nandrolone
기타	활성형 비타민 D_3 제제	Alfacalcidol Calcitriol
	비타민 K_2	Menatetrenone

절제(selective estrogen receptor modulator, SERM), 칼시토닌, 여성호르몬(estrogen)을 들 수 있다. Ipriflavone은 골절 억제 효과의 유효성이 좋지 않고, 사용빈도가 낮다.
골형성 촉진이 주작용인 약제 중 일본에서 골다공증 치료제로서 인가된 것은 단백동화호르몬(nandrolone, 기타)뿐이지만, 간기능장애 등의 부작용도 있고 치료 효과에 대한 증거가 적어 거의 사용하지 않는다.
활성형 비타민 D_3 및 비타민 K_2는 골흡수 억제제로도 골형성 촉진제로도 분류되지 않는 약제이다. 최근에는 기초적 · 임상적인 지견으로 활성형 비타민 D_3는 골흡수 억제제로, 비타민 K_2는 골형성 촉진제로 분류되기도 한다.

제형(dosage form)에 의한 분류

골다공증 치료제의 대부분이 경구약이며, 칼시토닌 제제와 단백동화호르몬 제제의 일부가 주사 제제이다.

투여 간격에 의한 분류

비스포스포네이트(bisphosphonates)는 소화관에서 흡수되어 빠르게 뼈에 침착하며, 한 번 흡수된 비스포스포네이트는 복약이 일정 기간 이루어지지 않아 혈중농도가 저하되어도 뼈 속에 침착하여 그 유효성을 발휘한다. 따라서 복약 간격을 늘릴 수 있기 때문에 주 1회를 비롯, 보다 장기간을 간격으로 투여할 수 있는 제제가 개발되었다. 또한, Etidronate disodium은 2주간 복약, 10~12주간 복용을 중단한 것을 1치료기간으로 한 주기적 투여가 이루어진다. 칼시토닌 주사 제제는 주 1회 또는 주 2회 투여한다(**표 2**).

골밀도 증가 효과와 골절 예방 효과

임상 치료 효과를 기준으로 각 약제의 골밀도증가 효과와 골절 예방 효과를 권장하는 등급이 발표되었다(**표 3**). Minodronic acid hydrate는 가이드라인 책정 후에 보험이 적용되어 개제되어 있지 않으나 추체골절 억제 효과가 있다는 것은 분명하다.

같이 섭취하는 음식이나 음료의 주의점

비스포스포네이트는 장관에서의 흡수율이 낮고, 아침에 공복 시에 복용해야 하며, 복용 후 30분 이상이 지날 때까지는 물 이외의 식품을 섭취하지 않는다. 특히 칼슘은 가능한 한 간격을 두고 섭취한다.
비타민 K_2는 Warfarin potassium 작용을 약하게 하기 때문에 병용을 피한다.

표 2 투여 간격에 의한 분류

매일	Alendronate sodium hydrate(alendronate)(5mg) Risedronate sodium hydrate(risedronate)(2.5mg) Minodronic acid hydrate Etidronate disodium(etidronate)* 여성호르몬 제제 활성형 비타민 D_3 제제 비타민 K_2 제제 칼슘 제제 Raloxifene hydrochloride Ipriflavone 단백동화호르몬 제제
주 1회	Alendronate sodium hydrate(alendronate)(35mg) Risedronate sodium hydrate(risedronate)(17.5mg) 칼시토닌 제제
주 2회	칼시토닌 제제

*: 2주간 복약, 10~12주간 복용을 중단

표 3 골다공증 예방과 치료 가이드라인 2006년도 판에서의 추천 등급

약제명	골밀도 증가	추체 골절 예방	비추체 골절 예방	진통 작용	종합 평가
Alendronate sodium hydrate(alendronate)	A	A	A		A
Risedronate sodium hydrate(risedronate)	A	A	A		A
Etidronate disodium(etidronate)	A	B	B		B
Raloxifene hydrochloride	A	A	B		A
여성호르몬 제제	A	A	A		C
활성형 비타민 D_3 제제	B	B	B		B
비타민 K_2 제제	B	B	B		B
칼시토닌 제제	B	B	C	A	B
칼슘 제제	C	C	C		C
Ipriflavone	C	C	C		C
단백동화호르몬 제제	C	C	C		C

부작용과 그 대책

골다공증 치료제의 부작용은 약제마다 다르다. 부작용의 발현빈도는 비교적 낮고, 중증인 경우는 아주 드물다. 하지만, 고령자에게 장기간에 걸쳐 투여하는 약제이기 때문에 부작용에 대한 충분한 대책이 필요하다.

사용빈도가 높은 약제의 대표적인 부작용과 그 대책을 아래에 설명하였다.

비스포스포네이트 제제

상부소화관장애 발생은 비교적 높다. 복약 방법(물 1컵으로 복용할 것과 복용 후 30분 동안은 눕지 않을 것)을 충분히 설명한다.

또한, 악골괴사 발생이 보고된 바 있고, 특히, 질소를 함유한 비스포스포네이트 제제 〔Alendronate sodium hydrate(alendronate), Risedronate sodium(risedronate)〕에서 그 빈도가 높고, 발치 등 침습적인 치과 치료 후에 발생하는 경우가 많다. 따라서 본 약제의 복약을 시작할 때는 구강 위생 상태를 양호하게 유지하는 것이 중요하다는 것을 환자에게 설명하는 것이 바람직하다. 그리고 복약 중에 침습적인 치과 치료가 필요할 때는 복약기간과 악골괴사의 위험도 요소를 고려하여 약물복용의 일시적 중단 여부를 고려한다.

선택적 에스트로젠 수용체 조절제(SERM)

심부정맥혈전증이나 이것으로 기인된 폐혈전색전증에 주의해야 한다. 그 합병 예나 기왕증의 예에는 투여를 하지 않는다. 또한, 쓰러진 채 움직일 수 없는 환자에서는 투여를 금지하고, 수술 등으로 누워있어야 하는 경우에는 약물복용을 일시적으로 중단한다. 시판 후의 조사에 따르면 서양인에 비교해 아시아인에서 심부정맥혈전증의 부작용 발생빈도가 현저히 낮았다.

활성형 비타민 D_3 제제

고령자는 신장기능이 저하된 경우가 많아 고칼슘혈증에 주의를 해야 한다. 특히, 칼슘 제제와 병용할 때는 정기적으로 혈청칼슘 수치를 측정한다.

칼시토닌 제제

메스꺼움, 안면홍조 등이 나타나지만, 빈도는 비교적 낮고, 중증인 경우는 적다.

부작용을 일으키지 않기 위한 체크 리스트

✓ 비스포스포네이트(alendronate, risedronate) → 상부소화관장애

- 물 1컵으로 복약한다.
- 복약 후 30분 동안은 눕지 않게 한다.

✓ Raloxifene hydrochloride → 정맥혈전증

- 혈전증 기왕력이 있는 환자에게는 투여를 하지 않는다.
- 누워 있어야 하는 상태 또는 깁스 고정, 장기간 움직이지 않아야 하는 환자에게는 복용을 일시적으로 중단한다.

✓ 활성형 비타민 D_3 → 고칼슘혈증

- 고령자, 신장기능장애

다른 요법과의 공존

골다공증 치료에는 약물요법 이외에 식사요법, 운동요법이 있다. 식사에서는 에너지와 각 영양소를 균형 있게 섭취하고, 칼슘, 비타민 D, 비타민 K 등을 충분히 섭취하도록 설명한다. 또한, 근력운동, 조깅, 워킹 등은 골밀도를 유지 · 증가에 유효하며, 이런 운동을 약물요법과 동시에 하도록 설명한다. 하지만, 식사요법과 운동요법만으로는 골다공증에서 기인하는 골절을 예방할 수 없으므로 골다공증으로 진단된 환자에서는 약물요법이 필요하다.

수술요법을 실시할 때는 움직일 수 없는 기간, 즉, 자유롭게 보행을 할 수 없거나, 깁스로 고정을 해야 하는 기간에는 SERM의 복용을 일시적으로 중단해야 한다. 또한, 비스포스포네이트는 복약 후 30분 동안은 누워 있으면 안 되기 때문에 누워서 안정을 취해야 하는 기간에는 일시적으로 복용을 중단해야 한다.

>> 제네릭 의약품(표4)

약제명	일반명	제네릭 의약품
활성형 비타민 D_3 제제	Alfacalcidol	Alcadol Alsiodol Alfasuly Arowtohl Ersibon Calcitamin

	Alfacalcidol	Calfalead Calfina Kobalfa D–Alfa Toyofarol Vitamilo–Alfa Platibit Porosave Remodellin Lonpryl Warkmin
	Calcitriol	Alcalrole Otanol Carciorol Caldemin Cartol Calmisal Ticocarol Torusitorin Hipoteriol Poslotle S Restol Restol
비타민 K_2 제제	Menatetrenone	Kaytwo Kaytwo N Kphy Menatetrenone
칼시토닌 제제	Elcatonin	Adevirock Ekatenin Ecatlist Ecaltonin Escatonyl Eryndacin Elca Elbestal Elekist Ostetonin Osteran Pocevin Laskarton
	Sakecalcitonin	Sakecalton Sakecitonin Samocalton Salmostone Leton

CHAPTER 2

류마티스관절염

Rheumatoid Arthritis, RA

기본적인 사용법

① 진단받은 즉시, 항류마티스제(disease modifying anti-rheumatic drugs, DMARDs)를 적극적으로 사용하는 것을 원칙으로 한다.

질환에 대한 원인요법은 아니지만, 조기에 사용하면 유효성이 높다.

② 치료 목표는 신속히 질환 활동성을 억제하여 완화 또는 저활동성으로 만드는 것이다.

그렇지 못할 경우에는 정기적으로 엄밀한 모니터링을 통해 치료 내용을 조정한다.

③ 기본적인 DMARDs를 숙지하여 유용성이 있는 약제를 선택한다.

④ 부작용을 정기적으로 체크한다. 특히, 혈액장애, 폐장애, 감염증

⑤ 처음의 DMARDs로 치료 목표에 도달하지 못하고, 예후불량인자가 있는 경우에는 생물학적 제제 추가를 고려한다.

⑥ Methotrexate(MTX) 또는 기타 DMARDs에 대한 반응성이 충분하지 않을 때에는 생물학적 제제를 사용해야 한다.

⑦ 글루코코르티코이드(스테로이드)는 DMARDs와 병용하면 처음 단기간 동안은 효과적이다.

⑧ 비스테로이드성 항염증제(NSAIDs)는 진통제로서의 작용을 이용하여 DMARDs의 효과가 출현할 때까지의 중간 매개체적으로 사용하거나 일시적으로 복용하는 것이 좋다.

⑨ 장기간 증상 완화상태를 유지하는 환자에서는 생물학적 제제, DMARDs를 증세에 맞추어 사용량을 조절할 수 있다.

실제 약제 선택의 예

대상	약제 선택의 예
활동성인 RA 증례	Methotrexate(MTX)
진단 후 3개월 이내의 경도의 활동성 RA 증례	Bucillamine, Salazosulfapyridine
신속한 효과가 기대되는 증례	DMARDs와의 병용으로 단기간의 스테로이드
MTX 무효 증례	Tacrolimus hydrate, 생물학적 제제

MTX 사용 불가능한 증례	Bucillamine, Salazosulfapyridine, Tacrolimus hydrate
DMARDs 시작 후 6개월이 지나도 활동성이 높은 증례	생물학적 제제
고령자	Bucillamine, Salazosulfapyridine, 소량의 스테로이드
임신을 고려한 증례	가능한 한 사용을 하지 않는다. 스테로이드, Salazosulfapyridine(임신 후기에는 피함)을 고려. TNF 억제제를 사용할 수는 있지만 안전성은 확립되지 않았다.

금기(X) · 신중투여(△) · 병용주의(!)

대표적으로 DMARDs인 Methotrexate와 생물학적 제제에 공통하는 것을 들지만, 약제에 따라 다르므로 첨부 문서를 참조한다.

① Methotrexate

× 임신부 또는 임신 가능성이 있는 여성
× 성분에 대한 과민증의 기왕력이 있는 환자
× 골수억제가 있는 환자
× 만성 간질환이 있는 환자
× 신장장애가 있는 환자
× 수유 중인 여성
× 흉수, 복수 등이 있는 환자
△ 간질성 폐렴, 폐섬유증 등의 폐장애 또는 그 기왕력이 있는 환자
△ 감염증을 합병한 환자
△ NSAIDs를 투여 중인 환자
△ 수두 환자
△ 평소에 술을 자주 마시는 사람
! NSAIDs
! Sulfonamide 계열 약제, Tetracycline hydrochloride, Chloramphenicol, Phenytoin, Barbiturate 유도체
! Sulfamethoxazole, Trimethoprim
! Penicillin

금기(X) · 신중투여(△) · 병용주의(!)

! Probenecid

! Leflunomide

! Porfimer sodium

② **생물학적 제제(항사이토카인 치료제)**

× 중증 감염증(패혈증 등) 환자

× 활동성 결핵 환자

× 성분 또는 마우스 유래(mouse-derived) 단백질(마우스형, 키메라형, 인간화 항체 등)에 대한 과민증의 기왕력이 있는 환자

× 탈수질환(다발성 경화증 등) 및 그 기왕력이 있는 환자

× 울혈성 심부전 환자

△ 감염증 환자 또는 감염증이 의심되는 환자

△ 결핵 감염자

△ 탈수질환이 의심되는 징후가 있는 환자 및 가족력이 있는 환자

△ 간질성 폐렴의 기왕력이 있는 환자

△ 본 약제를 투여한 경험이 있는 환자(infliximab)

△ 고령자

△ 소아 등

개요

RA에 사용되는 기본적인 약제는 종래형인 DMARDs와 생물학적 제제(biologic DMARDs)가 있고, 증상을 경감시키기 위한 NSAIDs, 스테로이드, 외용제 등이 있다.

RA 투약 치료에 대한 EULAR 2009 권고안에서 나타낸 권장 레벨이 높은 것은 ① RA로 진단을 받은 즉시 적극적으로 DMARDs 사용을 시작한다, ② 활동성 RA에는 Methotrexate(MTX)를 우선 선택한다, ③ 부작용과 기타 다른 이유로 MTX를 사용할 수 없는 경우에는 다른 DMARDs(salazosulfapyridine 등)으로 대체한다, ④ 치료목표는 신속하게 완

화 또는 저질환 활동성을 억제시키는 것으로 이것이 달성되지 못할 경우에는 정기적으로 모니터링을 철저하게 하면서 치료 내용을 조정한다, ⑤ 처음의 DMARDs로 치료목표에 이르지 못하고, 예후불량인자〔류마티스인자(rheumatoid factor), 항CCP항체(anti-cyclic citrullinated peptide antibody), 골미란, 진행이 빠른 것, 높은 질환 활동성〕가 있는 경우에는 생물학적 제제 추가를 고려한다, ⑥ MTX 또는 다른 DMARDs에 대한 반응이 불충분할 때에는 생물학자 제제를 시작한다, ⑦ 생물학적 제제를 추가할 때는 MTX 병용을 고려한다, 그리고 ⑧ 처음의 생물학적 제제로 효과를 얻지 못했을 경우에는 다른 생물학적 제제로 대체한다 등이 있다.[1]

NSAIDs은 통증 경감의 대증요법으로서의 효과로 한정되므로 단기간 사용을 원칙으로 한다. 일반적으로는 산성 NSAIDs로 단시간~중간시간 작용형의 약제를 사용한다. 두 제제 이상의 NSAIDs 병용은 부작용의 빈도가 증가하여 부적절하지만, 적절한 좌약 병용은 고려될 수 있다.

스테로이드 투여는 DMARDs의 효과가 나타나기 전까지의 임상 증상이 감소되는 것을 위한 상대적인 적응이다. 소량(prednisolone 환산 5mg/day 이하)으로 DMARDs 효과 출현 후에는 서서히 감량하여 비교적 단기간 사용이 허용된다. 혈관염이나 장기의 병변을 수반한 중증도 RA에서는 절대적 적응이 되기도 한다. 장기 사용으로 골다공증 위험이 높아질 수 있다.

분류

분류 포인트

- 종래형 DMARDs인 면역억제제나 면역조정제가 RA 치료의 기본이다.
- 실제 임상에서는 MTX, Salazosulfapyridine, Bucillamine, Leflunomide, Tacrolimus hydrate의 항류마티스 효과가 높아 이들 약제의 사용이 권장된다. 다만, 부작용 발현율이 비교적 높고 다양한 부작용이 있다.
- DMARDs 대부분은 지효성으로 효과 발현까지 1~3개월 정도가 걸린다.
- DMARDs 치료 효과에는 개인별 차이가 커서 약효 반응 환자(responder)와 무반응 환자(nonresponder)가 있어, 예측하기가 어렵다. 유효율은 30~70%이다. 유효성이 있다 하더라도 효과가 감소되는 이탈현상(escape phenomenon)이 일어날 수 있다.
- 생물학적 제제도 넓은 의미에서는 DMARDs(biologic DMARDs)이고, 종양괴사인자(tumor necrosis factor, TNF)와 인터루킨(interleukin, IL-6)을 타겟으로 한 것이 있다. TNF 억제제의 효과는 비교적 빠르게 출현한다.

종래형 DMARDs

DMARDs는 RA의 면역이상을 개선시켜 질환 활동성을 제어하는 약제이며, RA 약물 치료의 중심이다. 그 작용기전은 면역억제제와 면역조절제로 나뉜다(**표 1**). 대표적인 면역억제제인 MTX는 엽산대사길항제로 분류되고, pyrimidine nucleotide 합성 억제 등 다양한 약리작용을 가지고 있어 핵산합성・세포증식을 억제한다. 반면, 면역조절제는 T세포의 증식 억제, B세포의 활성화 억제, 염증성 사이토카인 발현 억제 등의 작용기전이 있다고 여겨지지만 자세한 것은 밝혀지지 않았다. 면역조절제인 Salazosulfapyridine은 살리실산 유도체(항염증제)와 설파제인 설파피리딘(항생제)을 결합시킨 화합물이다. RA에서는 상부소화관장애를 경감시키기 위해 장용정이 사용된다. Bucillamine은 D−Penicillamine 유도체로 SH기 2개를 가진 DMARD이다.

DMARDs는 일반적으로 지효성이며, 효과발현은 1~3개월 정도가 걸리지만, 효과는 지속성이다. 임상적 효과는 RA의 이환 기간이 짧을수록 높으므로 조기 사용이 권장된다. DMARDs 치료에 대해서는 약효 반응 환자(responder)와 무반응 환자가 있고 또한, 반응 환자 중에서도 장기 사용하면 효과가 저하할 수 있다. 효과가 감약된 때에는 다른 DMARDs로 대체하든가 병용을 고려해야 한다. DMARDs에는 RA의 염증소견 등 질환 활동성을 제어할 수 있는 효과가 있고, MTX나 Leflunomide에서는 관절파괴의 진행억제와 생활기능 개선효과를 보인다.

DMARDs의 선택

MTX는 장기적으로 유효성과 안전성이 확립된 약제로 RA 치료의 기본약이다. 부작용으로

표 1 DMARDs의 분류

약제명	면역억제 작용	항류마티스 효과	효과발현	골파괴 억제효과	권장도
Methotrexate	있음	강	약간 빠름	◎	A
Salazosulfapyridine	−	중	약간 빠름~중	△	A
Bucillamine	−	중	중	△	A
Tacrolimus hydrate	있음	중	중	미정	미정
Leflunomide	있음	강	약간 빠름	○	A
Penicillamine	−	중	중	△	B
Sodium aurothiomalate	−	중	느림	△	B
Mizoribine	있음	약		−	B
Auranofin	−	약		−	B
Actarit	−	약		−	B
Lobenzarit disodium	−	약		−	

MTX를 사용할 수 없는 경우에는 Salazosulfapyridine, Bucillamine 등, 연구결과 가이드라인 등[2)]에서 권장도가 높은 DMARDs를 선택한다. 어쨌든 효과가 확실한 DMARDs를 사용해야 하지만, 실제 DMARDs의 선택에는 환자의 질환 활동성뿐만 아니라, 연령, 치료력, 합병증, 부작용의 위험성, 순응도(compliance) 등의 요인과 의사의 경험도 요소의 한 가지로 여겨 가장 유용한 DMARDs를 선택해야 한다.

MTX를 이용할 때는 용량을 4~8mg/week에서 시작한다. 일반적으로는 6mg/week에서 시작하는 것이 좋다. 다만, 신장기능 저하 환자, 고령자, 저체중 등의 위험도가 높은 환자에서는 제1선택 약제는 아니며, 사용하더라도 저용량으로 시작함을 염두에 둔다. 부작용 예방을 위해서 고용량을 사용할 때나 위험도가 높은 환자에서는 엽산을 병용한다. 엽산은 MTX를 마지막으로 복용한 24~48시간 후에 1정(5mg)을 복용한다. 즉, 현시점에서의 MTX는 문헌 고찰에 의하면 8mg/week가 상한량이다. 사용에 있어 경험이 풍부해야 하며 부득이하게 이 용량을 초과해야 할 때는 충분한 설명과 동의가 필요하다.

DMARDs 투여 시작 후에는 정기적으로 질환 활동성 평가를 실시하고, 3개월 후에 치료효과를 얻었을 때는 DMARDs의 변경, 병용요법을 검토한다.

생물학적 제제(biologic DMARDs)

최근에는 항TNF-α 키메라항체(infliximab), 가용성 TNF 수용체 융합단백(etanercept), 항TNF-α 인간항체(adalimumab) 이 3제의 TNF 억제제와 항IL-6수용체 인간화 항체(tocilizumab)가 도입되었다(**표 2**).

표 2 생물학적 제제의 프로파일

약제명	분류	일반 혈중 반감기	MTX 병용	용법
Infliximab	키메라항체 TNF-α 모노크로날항체	8~10일	필수	3mg/kg을 정맥주사(0, 2, 6주, 그 후엔 8주마다). 3회 투여 후에 효과가 불충분하거나 감약한 경우는 10mg/kg까지 증량 또는 4주마다까지로 투여간격 단축 (상한 6mg/kg) 가능
Etanercept	인간가용성 TNF 수용체-IgG1 융합단백	3~5일	권장	10~25mg을 피하주사(보통은 주 2회)
Adalimumab	완전 인간형 항TNF-α 모노크로날 항체	10~20일	권장	40mg을 피하주사(2주마다). 효과가 불충분할 경우 80mg까지 증량 가능
Tocilizumab	인간화 항IL-6 수용체 모노크로날 항체	5.5~6.5일	상관 없음	8mg/kg을 정맥주사(4주마다)

생물학적 제제의 선택

생물학적 제제를 추가할 때는 MTX와 병용하면 높은 효과(완화도입률, 관절파괴의 진행 저지, 신체기능장애의 진행 억제)를 보이기 때문에 MTX 병용을 고려한다. 서양에서는 먼저 TNF 억제제를 사용한다. 생물학적 제제 사용 가이드라인은 별도로 보고되었으니[3, 4] 참조한다. 첫 생물학적 제제로 효과를 얻지 못했을 때는 다른 생물학적 제제로 교체한다. 생물학적 제제인 4 제제에서 어떤 것을 선택하느냐에 대해서는 정해진 규정은 없지만, 각각의 제제에 특징이 있고, 어떤 것을 투여할지는 그 특징과 환자의 배경, 질환 상태 등을 종합적으로 고려하여 결정한다. 투여방법(정맥, 피하주사), 투여빈도의 차이 외에 아래의 사항을 들 수 있다.

- Infliximab는 효과발현이 빠르다. 또한, 관해도입 후에 복용을 일시적으로 중단할 수 있는 가능성에 대한 근거가 있다. MTX와의 병용이 필요하다.
- Etanercept는 장기간에 걸쳐 지속 사용, 신체기능장애를 제어할 수 있다는 것이 나타나고 있다.
- Adalimumab는 앞의 2제와 동일한 질환 활동성, 관절파괴 진행의 제어 효과를 가지고 있고, 격주의 피하주사로 장기간 안정적으로 사용할 수 있다고 보고되고 있다.
- Tocilizumab는 장기간 사용으로 인한 효과의 감약이 적다. 사용 중에는 발열, CRP 증가 등이 억제된다.

스테로이드

일반적인 내복에서는 Prednisolone 환산 10mg/day 이하(가능하면 5mg/day 이하)부터 시작한다. DMARDs의 효과가 나오면 1~2개월마다 1mg/day씩 감량한다. 절대적으로 적응되는 경우에는 Prednisolone 환산 30~60mg/day 투여가 흔히 사용된다. 효과가 보이면 1주마다 10mg(40mg 이상 투여 시) 또는 5mg씩 감량하여(40mg 이하로) 10mg/day가 되면 1~2개월마다 1mg/day씩 감량한다.

기타 약제

RA에 대한 NSAIDs, 좌약 또는 외용제는 다른 부분을 참조한다.

함께 섭취하는 음식이나 음료의 주의점

같이 섭취하는 음식

과량의 알코올, 카페인 섭취 피하는 등 일반적인 주의사항은 있지만, DMARDs와 크게 문제되는 음식은 적다. 다만, Tacrolimus hydrate 복용자는 자몽(또는 과즙 · 쥬스)에 의한 Tacrolimus hydrate의 대사 · 배출저해로 혈중농도가 상승할 우려가 있으므로 같이 복용하지 않는다. 또한, 망종화(St. John's wort, 허브의 일종으로 티백으로 판매)는 Tacrolimus hydrate의 대사촉진과 혈중농도 저하를 일으킬 우려가 있으니 섭취를 하지 않도록 한다.

모든 건강식품 · 보조식품에 함유되어 있는 엽산은 일반적으로 소량이기 때문에 문제가 되는 경우는 흔치 않다. 건강을 위해 1일 0.4mg 이상의 엽산 섭취가 권장되지만, 만일 과잉 섭취하면 MTX 효과를 경감시킨다.

상호작용

DMARDs는 다양한 약제와 상호작용을 일으킬 가능성이 있다. 병용금기는 Prograf 사용 시 생백신(건조약독성 홍역 백신 · 풍진 백신 등), Cyclosporine, 칼륨 보존성 이뇨제(spironolactone, triamterene)가 있다.

병용을 주의해야 하는 대표적인 예를 들면, MTX에서는 살리실산 등 NSAIDs, sulfonamide 계열 약제(당뇨병 치료제 등), Tetracycline hydrochloride, Chloramphenicol, Phenytoin, barbiturate, Sulfamethoxazole · Trimethoprim(ST 합제), Piperacillin sodium 등이 있다. 특히, NSAIDs는 신장에 있어 Prostaglandin 합성 저해작용으로 인해 신장 혈류량 저하 및 나트륨, 수분을 저류시키는 경향이 있어 MTX 배설을 지연시킬 우려가 있다. 시판되는 감기약에 함유되어 있는 NSAIDs 등에도 주의를 기울여야 한다.

기타 DMARDs 대부분의 병용주의사항의 자세한 내용은 첨부 문서를 참조한다.

부작용과 그 대책

《DMARDs》

RA 치료에 필수적인 DMARDs이지만 부작용 발현율이 너무 높고 유해 현상이 20~50% 정도를 보인다. DMARDs은 종류가 다양하여 빈도에 차이는 있지만, 공통적으로 일어나는 부작용에는 혈액 · 골수장애, 간기능장애, 간질성 폐렴, 피부점막장애, 신장기능장애가 있다(**표 3**). 부작용을 조기에 발견하기 위해서는 자 · 타각증상을 체크함과 동시에 신체검사와 정기적(1~3개월마다)으로 혈구계산, 혈액생화학검사, 소변검사를 실시하고,[5] 또한 흉부 X선 검사도 정기적으로 실시해야 한다. 조기투약, 증량 후에는 검사를 좀 더 자주 실시해야 하고, 검사결과 확인을 게을리해서는 안 된다.

우선 대표적인 부작용과 그 대책에 대해 개략적으로 설명하고, DMARDs에 대해서는 특히 주의해야 할 점을 추가하였다.

혈액 · 골수장애

① 골수억제, ② 과립구감소증, ③ 혈소판감소증이 있다. 골수억제는 어떤 DMARDs에서도 출현하지만, MTX에서는 특히 주의가 필요하다. Salazosulfapyridine이나 Bucillamine 등의 DMARDs에서는 면역학적 기전에 의해 과립구감소증, 혈소판감소증을 일으키는 경우가 있다.

임상 증상에서 구내염의 발증은 골수장애의 가능성을 시사한다. 또한 대구성 변화 골수장

표 3 대표적인 DMARDs의 부작용

약제명	대표적인 부작용	부작용 모니터**
MTX	혈액 · 골수장애*, 간장애, 신장기능장애, 간질성 폐렴*, 소화기장애	첫 3개월은 2~4주마다, 그 후에는 1~3개월마다 혈구계산, 생화학검사. 6개월마다 흉부 X선(측면도). 의심스러우면 언제든 흉부 CT.
Salazosulfapyridine	피진, 구내염, 소화기장애, 혈액장애	첫 3개월은 2~4주마다, 그 후에는 1~3개월마다 혈구계산, 생화학검사.
Bucillamine	피진, 신장장애(단백뇨)*, 무과립구증*, 위장장애, 미각장애	1개월마다 소변검사, 1~3개월마다 혈구계산, 생화학검사.
Tacrolimus hydrate	신장장애*, 혈압상승, 내당능이상*, 간 · 담도계장애	신장기능은 용량이 결정되기까지는 2~4주마다. 1~2개월마다 혈구계산, 생화학검사. 적정 혈당치, HbA_{1c}.
Leflunomide	간질성 폐렴*, 간장애, 혈액장애, 설사	첫 3개월은 2~4주마다, 그 후에는 1~3개월마다 혈구계산, 생화학검사. 6개월마다 흉부 X선(측면도). 의심스러우면 언제든 흉부 CT.
Penicillamine	피진, 신장장애(단백뇨), 무과립구증, 간장애, 미각장애	1개월마다 소변검사, 1~3개월마다 혈구계산, 생화학검사.
Sodium aurothiomalate	피진, 단백뇨 · 혈뇨, 구내염, 간질성 폐렴*, 혈액장애	1개월마다 소변검사, 1~3개월마다 혈구계산, 생화학검사.

*: 특히 중요한 것, 부작용과 빈도에 대한 자세한 내용은 첨부 문서 등을 참조

**: 표준적인 것, 투여를 시작할 때와 증량 시에는 잦은 검사가 필요

애를 선행하는 경우가 있으니 평균적혈구용적(MCV) 값이 100fL 이상일 경우에도 주의를 해야 한다. MTX에 의한 혈액장애 발생 시에는 보액으로 배설을 촉진시킴은 물론 즉각, MTX 길항제인 Calcium folinate(상품명: leucovorin)으로 구조(calcium folinate 6~12mg을 6시간마다 4회 근육주사 또는 정맥주사, 또는 Calcium folinate 정 5mg×2T를 6시간마다 4회 투여)를 실시한다. 중증도에 따라서는 G-CSF 투여에 의한 치료를 하거나 혈액내과에 상담을 한다.

간기능장애

DMARDs에서의 간기능장애는 약제의 세포독성으로 인한 간장애와 간염 바이러스 재활성화에 의한 것이 있다. AST(GOT), ALT(GPT) 등 간세포계 효소 이상은 MTX와 Leflunomide 등의 면역억제제에서 빈도가 높다. 간장애는 용량에 의존하며, 일반적으로 투약의 감량으로, MTX에서는 엽산을 병용함으로써 경감되는 경우가 많다. 지속적인 사용으로도 경감되는 경우가 있다. 간장애가 증대되는 것 같으면 MTX와 Leflunomide 중지를 고려한다. 한편, 면역억제제에 의한 B형 감염 바이러스 재활성화는 극증화되어 위험하다. 면역억제제를 사용할 때는 B형 감염 검사를 하여 양성인 사람은 피하는 것이 좋다.

간질성 폐렴

X선과 CT영상에서 확산성 양측성의 간유리음영(ground glass opacity)이 있으면 간질성 폐렴을 의심하며, 그 원인에는 ① 약제성, ② RA에 수반된 것, ③ 기회감염(opportunistic infection), ④ 기타 과민성 폐렴 등이 있다. 가장 많이 사용되는 MTX에 의한 약제성 간질성 폐렴이 중요하지만, 기타 대부분의 DMARDs에서도 간질성 폐렴이 합병될 가능성이 있다. 마른기침이 계속될 때는 흉부 청진상 수포음 소리에 주의를 기울이고, 흉부 X선 촬영, 가능하면 고해상도 CT촬영에서 간질성 병변의 유무를 검토한다. 약제성인지 아닌지를 확실하게 진단하는 방법이 아니라서 의심스러운 경우에는 의심되는 약(suspect drug)을 중지한다. 경도의 약제성 간질성 폐렴은 가역적이며 예후도 양호하다고 할 수 있으나 활동성인 간질성 폐렴 발병이나 폐섬유증의 급속 악화에는 신속한 대처를 해야 한다.
간질성 폐렴이 확진될 때의 대응은 ① 의심되는 약을 중지하고, ② 스테로이드 치료하고, ③ 감염증이 있으면 그것을 치료한다. 호흡기내과 의사의 협력이 필요하다.

각 DMARDs에서의 주의점

▶ MTX

MTX의 부작용에는 상기에서 열거한 혈액 · 골수장애, 간기능장애, 또는 위장장애 등 용량에 의존하여 증가하는 것과 폐장애처럼 용량에 의존하지 않은 것도 있다. MTX의 중증 부작용을 피하기 위해서는 정기적인 검사와 함께 다양한 전조 증상(폐장애, 혈액 · 골수장애가 의심스러운 마른기침, 헐떡임, 발열, 전신권태감, 감기 같은 증상, 구내염 등)으로 부작용을 의심하는 것 그리고 몸 상태가 안 좋을 때(sick day)에는 일시적으로 복용을 중단하는 것이 중요하다. 용량의존적인 혈액 · 골수장애는 ① 고령자, ② 신장기능저하, ③ NSAIDs 사용자에서 위험도가 높다. 혈액장애를 일으키는 MTX 배설지연으로 감기, 발열, 탈수, 설사, 경구섭취 불량, 저알부민혈증, NSAIDs 병용 등이 있다는 것에 항상 주의를 기울여야 한다. 특히, 고령자는 신장기능저하와 탈수로 MTX 부작용이 출현하는 경우가 있으니 주의를 기울인다.

드물기는 하지만, MTX에 의한 임파증식성 질환(MTX-induced lymphoma)이 출현하기도 한다. MTX를 중지하면 회복되는 경우가 대부분이지만 가끔 화학요법이 필요하기도 하다.

▶ Salazosulfapyridine

부작용에는 피부장애, 메스꺼움, 설사 등 소화관장애가 있지만 위험한 것은 아니다. 기본은 설파제이고 간기능장애, 혈액장애, 신장기능장애 등이 공통된 부작용이다. 발진, 가려움증 등의 피부 증상은 Salazosulfapyridine에서의 가장 흔한 부작용으로, 복약 시작 후 1개월 이내에 흔하다. 경도의 피부 증상은 감량, 외용제의 사용으로 복약을 지속할 수 있다. Stevens-Johnson 증후군같은 중증 피부 증상은 즉각 피부과 진료를 받아야 한다. 부작용을 피하기 위해 250~500mg/day로 시작하여 1,000mg/day까지 서서히 증량한다.

▶ Bucillamine

대표적인 부작용은 피부점막증상(피진, 구내염, 아연 킬레이트작용이 원인으로 여겨지는 미각장애 등)이나 신장장애가 있다. 대부분의 경우 부작용의 발현은 투여 시작 후 3개월 이내에 나타나고, 감량이나 중지로 회복된다. 또한, Bucillamine 손톱(손톱이 황색으로 변함)을 보이는 경우가 있다. 주의해야 할 부작용은 신장장애이며 단백뇨가 출현하고 방치하면 신증후군(nephrotic syndrome)에 이르기도 한다. 막성신증으로 혈청크레이티닌에는 이상이 나타나지 않는 경우도 많으므로, 정기적으로 소변검사를 시행하여야 발견된다. Bucillamine를 중지하면 개선되는 경우가 많다. 개선되지 않으면 스테로이드 치료를 해야 한다. 기타로 간질성 폐렴, 간기능장애, 혈액장애도 있다. 300mg/day로 사용하면 부작용의 빈도가 높아지므로 200mg/day 이하로 사용하는 경우가 일반적이다.

▶ Tacrolimus hydrate

세포내의 신호인 calcineurin을 저해하여 항류마티스 효과를 보인다. 대표적인 부작용은 내당능이상, 신장기능장애, 소화기증상, 감염증이 있다. 간기능장애는 적다. MTX를 함유한 다른 DMARDs와는 부작용의 프로파일이 약간 다르다. 0.5~3.0mg/day 투여가 가능하다.

▶ Leflunomide

다른 대부분의 DMARDs를 사용하기 어려운 신장기능장애에 대해서 본 약제는 간대사 약제라서 용이하게 사용할 수 있다. 그러나 종종 중증 부작용의 발현빈도가 보고되므로 신중하게 사용해야 한다. 특히, 간질성 폐렴이 있는 환자에게는 투여가 금기이다.

《생물학적 제제》

TNF 억제제의 선행 시험된 2제재의 전례 조사결과[6, 7]에서 발현 건수가 흔한 부작용은 ① 감염증, ② 전신장장애 및 투여국소 양상, ③ 피부장애, ④ 호흡기장애, ⑤ 위장장애 등이 있고, 특히 감염증이 심각한 문제이다. 또한, 중증의 합병증을 일으키는 위험도인자로서 고령자, 호흡기질환의 기왕력, 스테로이드 병용, 당뇨병 합병, ClassIII/IV 등이 있다(**표 4**). 따라서 부작용에 대처하기 전에 적절한 증례 선택으로 부작용을 피하고, 사용 시에는 위험도 평가를 해야 한다.

결핵 및 감염증

우선 결핵 위험도 평가〔문진, 흉부 X선 또는 CT, 투베르쿨린(tuberculin) 반응 또는 QuantiFERON®TB-2G〕는 필수사항이다. 흉부 X선 사진에서 진구성 폐결핵과 일치하는 음영(흉막비후, 색상음영, 5mm 이상의 석회화 음영)이 있는 경우에는 금기이다. 다만, 본 약제의 임상적 이득이 위험성보다 크다고 판단될 때는 필요성 및 위험도를 충분히 평가하여 신중하게 검토한다. 결핵 감염 위험도가 높은 환자에게는 TNF 억제제 시작 3주 전부터 Isoniazid(INH)를 6~9개월 동안 투여한다(300mg/day을 원칙으로 하고, 저체중자에게는 5mg/kg/day로 조절).

비결핵성 항산균 감염증에는 유효한 항생제가 없기 때문에 동일한 감염증 환자에게는 약제를 투여하면 안 된다.

표 4 TNF 저해제 사용 시의 감염증 위험도 인자

	폐렴 위험도 인자	중증 감염증 위험도 인자
Infliximab	남성, 고령자, stage III 이상, 기존 폐질환	고령자, 기존 폐질환, 스테로이드 병용
Etanercept	고령자, 기존 폐질환, 스테로이드 병용	고령자, 기존 폐질환, 비중증 감염증 합병, class III 이상, 스테로이드 병용

류마티스관절염

기회감염(opportunistic infection)의 위험성을 줄이기 위해서는 말초혈 WBC 4,000/mm^3 이상, 말초혈 임파구 1,000/mm^3 이상, 혈중 β-D 글루칸 음성, 이 3항목을 충족시켜야 한다.

원칙적으로 B형 간염 바이러스 감염자에게는 투여하지 않는다.

C형 간염 바이러스 감염자에 대해서는 정확한 원칙은 없지만, 만약 투여할 때는 신중하게 경과관찰이 필요하다.

호흡기 감염증에 대한 대처

생물학적 제제 투여 중에 호흡기 감염증을 예방하기 위한 대책에는 계절성 인플루엔자백신(신종 인플루엔자 포함)은 접종하고, 또한 65세 이상의 고령자에게는 폐렴구균백신 접종도 고려한다.

고령자 · 기존 폐질환 · 스테로이드 병용 등 폐포자충 폐렴(pneumocystis pneumonia, PCP)의 위험도 인자를 가지고 있는 환자에게는 ST 합제(sulfamethoxazole, trimethoprim의 합제) 등의 예방투여를 고려한다.

TNF저해요법 시술 중에 발열, 기침, 호흡곤란(PaO_2, SpO_2의 저하) 등 호흡기증상을 발증했을 때는 일반 폐렴과는 달리 결핵 · PCP · 약제성 폐장애 · 원질환에 수반되는 폐병변 등을 상정하고 대처를 한다(RA에 대한 TNF 저해요법 시술 가이드라인 개정판[3])의 순서도 참조).

투여반응(Infusion reaction)

Infliximab 투여에 있어 infusion reaction(투여 시 반응) 중에서도 위험한 상태(과민성 쇼크를 포함)가 생길 수 있음을 충분히 파악하여, 링거 주사 주입 시에 침대 옆에서 기도확보, 산소, epinephrine, 스테로이드를 투여할 수 있는 환경을 준비해둔다. 특히, 시판 후 조사에서 사용하고 2년 이상 중단한 후에 재투여를 한 증례에서 투여 반응이 중증으로 나타나는 빈도가 높았기 때문에, 장기간 중단이나 일시적으로 복용을 중단한 후에 재투여를 할 때는 철저한 준비와 주의가 필요하다. infusion reaction(혈압상승 · 저하, 호흡곤란, 혈관부종, 저산소혈증, 발열, 두드러기 등)을 경감시키기 위해서는 느린 속도로 시작하여 2시간 이상에 걸쳐서 정맥주사한다. 투여반응이 발현했을 때는 링거 속도를 느리게 한다. 또한, 히스타민수용체길항제(d-chlorpheniramine maleate · betamethasone, diphenhydramine 등)와 NSAIDs을 투여 30분 전에 복용한다.

Etanercept와 Adalimumab 피하주사로 주사부위 반응(홍반, 적반, 소양 등)은 투여 시작 초기에 많고, 그 후에는 감소한다. 피하주사는 매회 수 cm 이상 떨어진 곳에 실시한다.

부작용을 일으키지 않기 위한 체크 리스트

- ✓ 고령자(65세 이상)
- ✓ 병용하는 약의 유무
  - NSAIDs, 스테로이드
- ✓ 간장애, 간염
- ✓ 호흡기질환의 기왕력, 합병
- ✓ 신장장애
- ✓ 정기적(1~3개월마다)인 혈구계산, 혈액생화학, 소변검사
  - 투약 시작 초기는 잦은 횟수로
- ✓ 정기적인 흉부 X선 검사(6~12개월마다)
- ✓ DMARDs 복약 상황을 확인
- ✓ 부작용의 출현
  - 헐떡임, 마른기침 → 간질성 폐렴
  - 감기 같은 증상 → 혈액장애, 간질성 폐렴
  - 구내염 → 혈액장애
  - 권태감 → 혈액장애, 간질성 폐렴
  - 식욕저하, 권태감 → 간장애
  - 부종 → 신장장애
  - 소화관 증상 → 위장장애

>> 제네릭 의약품

Methotrexate, Bucillamine, Salazosulfapyridine 등의 DMARDs에 대한 제네릭 의약품이 시판되고 있다.

【참고문헌】

1) Landewe R : Presented at EULAR 2009, Copenhagen, June 2009.
2) 厚生労働省研究班 : 関節リウマチの診療マニュアル（改訂版）. 診断のマニュアルと EBM に基づく治療ガイドライン , 越智隆弘ほか編 , 日本リウマチ財団 , 2004.
3) 日本リウマチ学会 : RA に対する TNF 阻害療法施行ガイドライン（改訂版）, アダリムマブ使用ガイドライン, トシリズマブ使用ガイドライン（http://www.ryumachi-jp.com/iyaku.html）.
4) Koike T, Takeuchi T, Eguchi K, et al : Update on the Japanese guidelines for the use of infliximab and etanercept in rheumatoid arthritis. Modern Rheum, 17 : 451-458, 2007.
5) Saag KG, Teng GG, Patkar NM, et al : American College of Rheumatology 2008 recommendations for the use of nonbiologic and biologic disease-modifying antirheumatic drugs in rheumatoid arthritis. Arthritis Care Res, 59 : 762-784, 2008.
6) Koike T, Harigai M, Inokuma S, et al : Postmarketing surveillance of the safety and effectiveness of etanercept in Japan. J Rheum, 36 : 898-906, 2009.
7) Takeuchi T, Tatsuki Y, Nogami Y, et al : Postmarketing surveillance of the safety profile of infliximab in 5000 Japanese patients with rheumatoid arthritis. Ann Rheum Dis, 67 : 189-194, 2008.

CHAPTER 2

퇴행성 관절염

기본적인 사용법

① 명확하게 원인요법이 되는 약제는 없다.
통증 등의 임상 증상을 개선하는 약제가 중심이고, 연골파괴를 억제하는 효과가 분명한 약제는 없다.

② 고도의 염증이 있는 증례에서는 부신피질 스테로이드 관절내 주입도 효과적이지만, 부작용을 고려하면 빈도를 줄여야 한다(3개월에 1번 정도).

③ 히알론산 주입요법은 부작용이 적고 효과가 길게 지속되는 치료이다.

④ 보조식품에 대해서는 명확한 증거가 없다.

⑤ 비스포스포네이트(bisphosphonate) 제제의 임상적 효과에 대해서 실증되지 않았다.

실제 약제 선택의 예

대상	약제 선택 예
통증이 강한 증례	NSAIDs 좌약, DIclofenac sodium, Loxoprofen sodium hydrate
고도의 염증이 있는 증례	NSAIDs 좌약, 부신피질 스테로이드 관절내 주입
연골이 많이 잔재한 증례	연골 보호 작용이 있는 NSAIDs
고도의 관절부종이 있는 증례	부신피질 스테로이드 관절내 주입
만성적인 관절부종 증례	수용성 부신피질 스테로이드 관절내 주입
고령자	혈중농도 반감기가 짧은 NSAIDs, 외용 NSAIDs
경도~중등도로 파괴된 무릎	Sodium hyaluronate 관절내 주입
골다공증 합병 증례	비스포스포네이트 제제의 병용

금기(X) · 신중투여(△) · 병용주의(!)

① NSAIDs

- 일반적인 금기, 신중투여, 병용주의 등에 대해서는 NSAIDs 항목을 참조한다.

× 관절파괴 경향이 급격한 증례

× Charcot 관절이 의심되는 증례

△ 만성적으로 관절통을 호소하는 증례

금기(X) · 신중투여(△) · 병용주의(!)

△ 몇 주 동안 투여를 해도 개선이 보이지 않는 증례

△ 고도의 관절수종이 있는 증례

△ 고령자

② 부신피질 스테로이드 관절내 주입

× 화농성 관절염이 의심되는 증례

× 국소 감염이 있는 증례

× 국소 피질장애가 있는 증례

× 고도의 관절파괴가 있는 증례

× 중증의 당뇨병 합병 증례

× 관절파괴가 급격한 증례

× Charcot 관절이 의심되는 증례

△ 전신상태가 불량인 증례

③ Sodium hyaluronate 관절내 주입

× 화농성 관절염이 의심되는 증례

× 국소 감염이 있는 증례

× 국소 피부장애가 있는 증례

× 성분에 과민한 증례

△ 당뇨병 합병 증례

△ 고도의 관절파괴가 있는 증례

△ 고도의 염증이 있는 증례

△ 가성 통풍이 의심되는 증례

개요

퇴행성 관절염(osteoarthritis, OA)은 운동기질환 중에서는 퇴행성 척추증 다음으로 유병

률이 높은 질환이다. OA는 관절연골에 처음 발병된다고 흔히 알려진 질환이지만, 이차성 관절염이나 골 · 연골의 회복반응이 질병정도에 관여한다. OA에서는 골 · 연골의 파괴와 회복이 동시에 일어나지만, 궁극적으로 파괴정도가 회복정도를 초과하면서 충격흡수 등의 연골기능이 저하하여 임상적인 OA 병증으로 이어진다.[1] 연골 자체에는 통각수용기가 없기에 골 · 연골 파괴에 의한 파편이 일으키는 이차성 활막염이 초기 발병 메커니즘으로서 중요하다. OA에서는 연골의 충격흡수 기능이 저하하여 연골하골에는 과도한 스트레스가 전달된다. 그 결과로 연골하골의 리모델링이 항진되면서 골경과가 진행된다. 골경화는 표층에 위치한 골절연골의 역학적 취약성을 높인다. 대규모 집단에 의한 역학적 연구에서는 골다공증과 OA 발증은 밀접한 관련이 있고, 연골하골을 포함한 골조직도 OA 병태에 크게 관여한다.

분류

분류 포인트

- 임상 증상을 개선하는 약제가 주류이다.
- 연골 보호작용의 명확한 약제는 없다.
- 고령자가 대부분이라서 약제 부작용에 주의를 기울인다.
- 관절내 주입 요법에서는 부작용에 주의한다.
- NSAIDs는 장기간 동안 사용하지 않는다.

임상적으로 사용된 OA에 대한 약제는 통증 등의 임상 증상을 개선시키는 대증요법적인 치료제(symptom modifying drug)이다. 엄밀한 평가법에 따른 연골구조 그 자체를 변화시켜 OA 진행을 늦추는 즉, 연골 보호작용을 확실하게 하는 진정한 항OA제(structure modifying drug)는 아직 없다(**표 1**). 관절내 주입 요법은 천자가 간단한 슬관절에서 자주 시행된다.

표 1 OA에 대한 치료제의 분류

① Structure modifying drug(disease modifying anti-OA drug): OA 진행 자체를 늦춘다(개발 중).
② Symptom modifying drug: 통증을 주로 하여 임상 증상을 개선시킨다. • NSAIDs • 부신피질 스테로이드(관절내 주입) • Sodium hyaluronate(관절내 주입)

NSAIDs

▶ NSAIDs가 OA 치료에 어느 정도 유효한가?

NSAIDs 경구 복용은 Osteoarthritis Cartilage Research Society International(OARSI) 가이드라인에서도 높은 평가를 얻었다(**표 2**).[2] NSAIDs가 OA의 임상 증상을 어느 정도 경감시키는지에 대해서는 의문이 많다. COX-2 선택적 저해제를 함유한 NSAIDs 투여군과 플라시보 투여군의 메타분석에서 NSAIDs 군은 단기적으로 무릎 OA 통증을 개선했지만 1~4년의 장기적인 투여에서는 플라시보군과 별다른 차이가 없고, 통증감소 효과(effect size)는 0.23으로 작았다고 보고되었다.[3] 즉, 장기투여에 있어 NSAIDs은 플라시보에 비해 통증을 개선하는 효과는 적고, 만연하게 투여하는 것을 삼가야 한다.

▶ OA 환자에게 NSAIDs 투여할 때 주의사항

고령자가 많은 OA에서의 NSAIDs 사용상의 주의점을 **표 3**에 나타내었다. 원칙적으로는

표 2 고 · 슬관절 OA 치료에 관한 OARSI 가이드라인(약물요법)

약제		증거 레벨	권장 강도
Acetaminophen	경도~중등도 통증에 대한 첫 치료 시에 유효.	Ia(슬관절) IV(고관절)	92(88~99)
NSAIDs	최소유효량으로 투여해야 함. 장기투여는 피함. GI위험도가 높은 환자에게는 COX-2 저해제 또는 비선택적 NSAIDs+PPI 또는 Misoprostol	Ia(슬, 고관절)	93(88~99)
외용 NSAIDs	경구진통제에 추가 또는 대체약제로서 유효	Ia(NSAIDs)	92(88~99)
스테로이드 주입	경구진통제로는 효과가 없는 중등도~중도의 통증 관절액 등의 국소 염증을 수반했을 때 고려한다.	Ia(슬관절) Ib(고관절)	78(61~95)
Sodium hyaluronate 주입	슬관절 OA에 유효한 경우가 있다. 스테로이드와 비교하여 작용발현은 늦지만, 오랫동안 지속	Ia(슬관절) Ib(고관절)	64(43~85)
Glucosamine	슬관절 OA 증상을 완화시킬 때가 있다.	Ia(glucosamine)	63(44~82)
황산 콘드로이틴 나트륨	6개월 이내에 반응이 없으면 중지한다.	Ia(chondroitin sulfate)	41(20~62)
Glucosamine	슬관절 OA에 대한 연골 보호작용을 보일 때가 있다.	Ia(슬관절)	
황산 콘드로이틴 나트륨	6개월 이내에 반응이 없으면 중지한다.	Ib(고관절)	
Opioid	난치성 통증에 다른 약제가 효과가 없거나 금기일 때 고려해도 괜찮다.	Ia(약 Opioid)	82(74~90)

반감기가 짧은 것을 선택하여 장기투여를 피해야 한다. 고령자는 간장 대사가 지연되고, 신장기능장애가 잠재해 있기 때문에 NSAIDs의 반감기가 연장된다. 따라서 고령자 OA 증례에서 서방형 NSAIDs의 사용은 주의해야 한다. 신장기능에 대해서는 COX-1뿐만 아니라, COX-2도 신혈류 유지에 크게 영향을 미치고, COX-2 선택적 저해제가 신장기능상 안전한 것은 아니다. 외용 NSAIDs은 관절강이나 근육내로 유효하게 침투작용을 하고, 내복약과 비교하여 진통작용에 손색이 없다고 보고되었고, 고령자에게 많은 OA 치료에 유용하다. 소화관장애에 관한 OARSI 가이드라인은 COX-2 선택적 저해제 또는 비선택적 NSAIDs+프로톤펌프저해제(PPI) 또는 Misoprostol 병용투여를 권장한다(**표 2**).

부신피질 스테로이드(관절내 주입)

OA에서는 경도의 이차성 활막염이 원인인 관절수종이 존재하고, 통증 등 임상 증상을 악화시키는 데 관여한다. 활막염이 고도인 OA에는 부신피질 스테로이드를 관절내 주입하는 것이 효과적이다. 스테로이드는 호중구 · 단구의 유주 저지, 염증세포에서의 사이토카인 생성 저해, 염증성 프로스타글란딘의 생합성 저해 등 강력한 항염증성 작용을 가지고 있다. 미국류마티스학회(ACR)의 OA 치료 가이드라인에서는 부신피질 스테로이드 관절내 주입은 관절액 저류, 국소염증이 존재하는 증례, NSAIDs나 선택적 COX-2저해제를 사용할 수 없는 증례에 유용하지만, 수개월에 1회로 한정해야 한다고 되어 있다. 부신피질 스테로이드의 관절내 주입에 의한 OA 치료 효과에 대하여 메타분석에서는 주입 후 조기에 유의한 증상개선이 소실한다는 것이 분명하다고 한다.[4] 다만, 본 약제에 의한 임상 증상의 개선은 어디까지나 대증요법임을 염두에 두어야 한다. 부신피질 스테로이드는 연골세포에서의 매트릭스생성을 억제하는 작용이 있어, 잦은 주입으로 인한 관절파괴가 급속히 진행할 가능성이 있다는 점과 화농성 관절염을 유발할 수 있다는 점에서 충분한 주의를 해야 한다. 또한, 수용성 제제에 대해서는 crystal induced arthritis와 동일한 메커니즘으로 염증을 오히려 악화시킨다는 보고도 있으므로 주의가 필요하다.

표 3 OA 환자에게 NSAIDs를 사용할 때의 주의사항

합병증에 주의한 사용이 전제
고령 – 약물대사능, 배설능이 저하 신혈류저하 – 신기능장애를 유발하기 쉬움 만성 통증 – 장기사용이 되기 쉬움 타 약제의 사용 – 약물 상호작용 심혈관의 사용 – 비만자, 장기사용자에서는 주의
연골세포대사를 염두에 둔 사용이 필요
매트릭스 합성을 저해하기 쉬운 것 매트릭스 파괴 효소의 억제 작용이 있는 것 세포자멸사(apoptosis)유발 작용이 적은 것

Sodium hyaluronate

다당류이며 관절액이 주성분인 Sodium hyaluronate은 연골간의 저마찰성 등 관절기능 유지에 관여한다. 건강한 사람의 관절액 속의 Sodium hyaluronate의 분자량이 약 400~500만Da인 데 비해 OA 등 관절질환에서는 저분자화됨과 동시에 농도도 저하된다. 윤활작용 외에 Sodium hyaluronate은 연골세포와 활막세포에 대한 다양한 작용을 가지고 있다는 사실이 in vitro 연구에서 분명해졌다. 예를 들어, Sodium hyaluronate은 연골세포에서의 II형 콜라겐이나 aggrecan 등의 매트릭스 생성을 촉진하고, 매트릭스 파괴에 작용하는 MMP 등의 프로테아제, 활성산소종이나 NO 등의 가스매개체(gas mediator), 염증성 사이토카인 등의 생성 억제작용, 연골세포의 세포자멸사(apoptosis) 억제 등을 통해 연골 보호적인 작용을 한다.[5)]

▶ Hyaluronate 주입요법과 임상효과

주 1회의 빈도로 4~5회 이상 주입을 실시한다. 말기OA나 관절액 저류가 심한 증례에서는 유효성이 적다. 효과는 몇 회의 주입 종료 후에도 약 6개월~1년 정도는 지속된다. 메타분석에 따르면 Sodium hyaluronate 주입요법은 OA의 통증, 기능, 환자에게 총체적인 평가에서 그 개선이 플라시보에 비해 상당히 우수하다는 것이 밝혀졌지만, 효과가 크게 들쑥날쑥한 점도 지적되어 있다.[6)] 임상효과에 대해서는 부신피질 스테로이드와 거의 동등한 효과가 있다고 보고, 효과의 지속성에 대해서는 부신피질 스테로이드보다 길다고 보고 있다. 관절내 주입 요법에 있어서의 부신피질 스테로이드와 Sodium hyaluronate의 비교는 **표 4**에 나타내었다.

▶ 분자량이 다른 2개의 Sodium hyaluronate 제제

Sodium hyaluronate에는 분자량이 90만인 계관 유래 제제와 분자량이 190만인 미생물 발효법에 의한 제제가 있다. 연골세포에서의 매트릭스합성 촉진작용, 프로테아제 생성 억제작용 등 in vitro 실험결과에서 분자량 190만 Sodium hyaluronate이 우수하다고 보고되어 있지만, 실제로는 두 제제의 임상효과를 비교한 논문이 적어 분자량이 달라 유효성에 차이가 있다는 것에 대한 증거가 불충분하다.

비스포스포네이트 제제

OA는 보험이 적용되지 않지만 몇 개의 임상시험이 실시되었다. OA에서는 연골하골의 리모델링 항진 등 골대사장에 기인하는 충격흡수능력의 저하가 존재한다. 비스포스포네이트 제제는 OA에 있어 연골하골의 리모델링 항진을 개선하고, 이차적으로 OA 진행을 억제하는 작용이 기대된다. Risedronate sodium hydrate(risedronate)의 슬관절 OA에 대한 북미와 유럽 2곳에서 동시에 실시된 연구(Knee OA Structural Arthritis, KOSTAR, 총

2,483명)에서는 2년간에 걸친 관찰에서 Risedronate sodium hydrate(risedronate)은 통증 등의 임상 증상의 개선효과, 관절열극의 협소화에 대한 억제 효과 모두 보이지 않았다.[7] 통증에 대한 효과가 유의하지 않았던 것은 플라시보군에서도 통증이 크게 개선되었기 때문으로 OA 임상시험의 어려움을 드러낸다.

부작용과 그 대책

NSAIDs

다른 항목(p. 2~)을 참조한다.

부신피질 스테로이드

In vitro에서는 연골세포에서의 매트릭스 생성 억제작용과 세포자멸사 항진작용이 밝혀졌다. 따라서 장기적으로 관절강내에 주입하면 오히려 연골파괴를 조장할 수 있다. 강한 통증억제효과가 있기 때문에 환자의 활동성이 증가하지만, OA의 근본적인 요법이 아니라서 계속 사용하면 관절조직에 대한 부하가 증가하고, Charcot 관절과 비슷한 급격한 관절파괴를 유발시키는 경우가 있다. 또한, 관절 천자에 수반되어 의인성의 화농성 관절염을 일으킬 가능성이 있어 주의해야 하고 사전동의가 필요하다(**표 4**).

Sodium hyaluronate

Sodium hyaluronate을 관절내에 주입했을 때의 중증인 부작용은 적다. 소수의 국소통증과 경도의 간기능이 보고된 정도이다. 초기의 제제에서는 Sodium hyaluronate을 주입한 후에 가성 통풍과 유사한 발작을 보였다는 보고가 여러 나라에서 발견되어 가성 통풍 증례에 대한 사용 시에는 주의가 필요하다.[8]

표 4 관절내 주입요법에 있어서의 부신피질 스테로이드와 Sodium hyaluronate의 비교(부작용 포함)

	부신피질 스테로이드	Sodium hyaluronate
연골기질의 합성	억제	촉진
연골세포의 세포자멸사	항진	억제
Charcot 변화 유발	있음	없음
항염증작용	강	약
수종의 개선작용	강	약
지속성	짧음	길
고도파괴의 유효성	없음	불명확
감염유발	있음	적음

다른 요법과의 공존

OA 치료에서는 약물요법과 더불어 체중감소, 근력강화, 도구용법 등이 병용된다. 체중감소가 독자적으로 OA 임상 증상 개선에 유효한지 여부는 밝혀지지 않았지만, 운동요법을 같이 하면 통증 경감 효과가 기대된다. 슬관절 OA에 유효한 대퇴사두근 운동 등의 근력강화 훈련은 관절운동이 아닌 근력강화를 목적으로 훈련이 되어야 한다. 염증이 고도이고 운동요법 자체가 곤란한 예에서는 NSAIDs 내복과 부신피질 스테로이드 관절내 주입요법을 적절한 시기에 병용하여 운동 시의 통증을 경감시키는 데에 배려하는 것도 중요하다.

인공관절치환술을 예정한 관절에는 감염을 방지한다는 점에서 원칙적으로 관절내 주입은 실시하지 않는 것이 좋다. 특히, 부신피질 스테로이드의 사용은 피하는 것이 좋다.

>> 제네릭 의약품

Sodium hyaluronate에 대해서는 많은 제네릭 의약품이 제공되고 있다. 제제에 따라서 품질이 천차만별이라고 지적한 논문도 많이 있으니 충분히 신뢰할 수 있는 제제를 사용해야 한다.

【참고문헌】

1) 吉原愛雄, 山田治基：軟骨破壊とMMP. CLINICAL CALCIUM, 17：500-508, 2007.
2) Zhang W, Moskowitz RW, et al：OARSI recommendations for the management of hip and knee osteoarthritis, Part II：OARSI evidence-based, expert consensus guidelines. Osteoarthritis Cartilage, 16：137-162, 2008.
3) Bjordal JM, Ljunggren AE, et al：Non-steroidal anti-inflammatory drugs, including cyclo-oxygenase-2 inhibitors, in osteoarthritic knee pain：meta-analysis of randomised placebo controlled trials. BMJ, 329：1317-1322, 2004.
4) Godwin M, Dawes M：Intra-articular steroid injections for painful knees：systematic review with meta-analysis. Can Fam Physcian, 50：213-215, 2004.
5) 山田治基, 杉本春夫, 金治有彦：ヒアルロン酸製剤の関節内注入療法の効果について. リウマチ科, 34：317-326, 2005.
6) Lo GH, LaValley M, et al：Intra-articular hyaluronic acid in treatment of knee osteoarthritis；a meta-analysis. JAMA, 290：3115 -3121, 2003.
7) Bingham CO 3rd, Buckland-Wright JC, et al：Risedronate decreases biochemical markers of cartilage degradation but does not decrease symptoms or slow radiographic progression in patients with medial compartment osteoarthritis of the knee：results of the two-year multinational knee osteoarthritis structural arthritis study. Arthritis Rheum, 54：3494-3507, 2006.
8) Luzar MJ, Altawil B：Pseudogout following intraarticular injection of sodium hyaluronate. Arthritis Rheum, 41：939-940, 1998.

CHAPTER 2

통풍, 가성 통풍

통풍

기본적인 사용법

① 통풍 발작＝고요산혈증(hyperuricacidemia)은 아니다
- 즉, 급성 통풍 발작 시의 치료와 완화 시의 고요산혈증의 치료는 다르다.
- 급성 통풍관절염 극기에는 NSAIDs를 대량으로 단기투여를 실시하여 염증을 진정시킨다.

② 고요산혈증의 치료방침은 가이드라인을 근거한다.
- 치료 목표는 혈청요산치 6.0mg/dL 이하를 유지한다.

③ 질병 유형에 맞게 요산강하제를 선택한다.

④ 통풍 발작 중에는 발작이 악화되므로 요산강하제 투여를 시작하지 않는다. 통풍 발작의 완화 시에 투여를 시작한다. 다만, 요산강하제 투여 중의 발작은 원칙적으로 투여 중지를 할 필요는 없다.

⑤ 최소 용량으로 투여를 시작한다. 부작용을 정기적으로 체크한다. 약물상호작용에 주의한다.

⑥ 발작을 예감했을 때는 Colchicine 내복이 발작 예방에 유효하다.

⑦ 장기간 및 요산강하제 복약을 지속해야 한다.

⑧ 적절한 생활지도는 치료의 전제 조건이다.

실제 약제 선택의 예

대상	약제 선택의 예
발작 예감 시	Colchicine(0.5mg) 1T 일시적인 복용
급성 발작 시	NSAIDs 펄스요법(**표 3** 참조) 부신피질 스테로이드(관절내, 경구, 정맥주사)
만성 관절염 · 통풍결절	상용량의 NSAIDs로 대증요법 요산강하제에 의한 원인요법
다관절의 만성 관절염	부신피질 스테로이드

실제 약제 선택의 예

대상	약제 선택의 예
급성 관절염의 빈발	Colchicine 연일 투여
고요산혈증의 치료	Allopurinol
• 요산의 과다 생성 고요산혈증	요산 배설 촉진제(benzbromarone, probenecid, bucolome), 요알카리화제 병용
• 요산의 배설저하 고요산혈증	Allopurinol 또는 Allopurinol과 Benzbromarone 병용
• 혼합형 고요산혈증	Allopurinol, 요알카리화제 병용
• 요로결석 합병 예	Allopurinol(용량은 신장기능에 맞춰서, **표 5** 참조)
• 신장기능장애 예	Benzbromarone 투여에는 주의한다.
• 간기능장애 예	Losartan potassium, ACE 저해제, Ca 길항제, α1 차단제
• 고혈압 합병 예의 강압	기초 병태에 맞게 조절.
• 이차성 고요산혈증	원칙은 병형에 따른 원발성에 준한다.

금기(X) · 신중투여(△) · 병용주의(!)

NSAIDs에 대해서는 다른 장을 참조한다.

① Colchicine

× 본제 성분에 과민증 기왕력

× 중증의 혈액이상

× 소화성 궤양

× 임신부 또는 임신일 가능성

△ 신장장애

△ 고령자

△ 현저히 쇠약한 자(특히, 신장질환, 위장질환, 심질환)

! Cyclosporine

! Erythromycine · Clarithromycin

! Nifedipine

! Cimetidine

② Allopurinol

× 본제 성분에 과민증 기왕력

△ 신장기능장애

△ 간기능장애 또는 기왕력

! 크산틴산화효소〔Mercaptopurine hydrate(6–MP), Azathioprine, Theophylline〕

! Warfarin potassium

! Cyclosporine

! Cyclophosphamide hydrate

! Phenytoin

! Pentostatin

! Captopril

! Hydrochlorothiazide

! Ampicillin

③ Benzbromarone

× 본제의 성분에 과민성

× 신장 결석, 고도의 신장기능장애

× 간기능장애

× 임신부 또는 임신일 가능성

△ 고령자

! Warfarin potassium

! Pyrazinamide

! Aspirin

④ Probenecid

× 신장 결석 또는 고도의 신장장애

× 혈액장애

× 본제 성분에 과민증 기왕력

× 2세 미만의 영아

△ 소화성 궤양의 기왕력

! 술포닐 요소계 경구 당뇨병 약

! NSAIDs(indomethacin, naproxen)

! Warfarin potassium

! 설파제

! Methotrexate

! Acyclovir, Ganciclovir

! 세팔로스포린계 길항제

! Aspirin

! Pyrazinamide

⑤ Bucolome

× 소화성 궤양

× 중증인 혈액이상

× 중증인 간기능장애

× 중증인 신장기능장애

× 본제의 성분에 과민성

× 아스피린 천식 또는 기왕력

△ 과민성 기왕력

△ 혈액이상 또는 기왕력

△ 궤양성 대장염 · 크론병

△ 고령자

△ 기관지천식

! Warfarin potassium

! Pyrazinamide

! Aspirin

통풍 · 고요산혈증의 치료 개요

통풍 · 고요산혈증은 최근 증가하는 병태이다. 통풍(gout)이란 특징적인 급성 관절염은 꽤 알려지긴 했지만, 그 병태는 고요산혈증이 지속된 결과로서 관절 안으로 석출한 요산염이 일으키는 결정유발성 관절염이라서 '고요산혈증=통풍'은 아니다. 이전부터 고요산혈증이 지적된 환자의 엄지 근위관절 또는 족관절 주변에 발적, 종창을 수반하는 급성 관절염은 비교적 진단이 용이(**표 1**)하지만, 간혹 급성 관절염의 발작 중에는 혈청요산치가 낮을 때가 많아 그 진단적 가치가 높지 못하다는 것에 주의한다.

통풍 발작 시의 관절염 치료와 원인이 되는 대사이상인 고요산혈증 치료는 2002년 8월에 일본 통풍 · 핵산대사학회가 작성하여 발행한 치료 가이드라인이 있고, 그것을 기준하여 개요를 설명하며, 재단법인 통풍연구회 홈페이지(http://www.tufu.or.jp/medical/guideline.html)에서 PDF파일을 다운받을 수 있다.[1)]

임상의 실제에서는 우선 통풍관절염에 항염증 치료를 실시하고, 충분히 진정된 후에 병형이나 합병증을 감안하여 요산강하제를 선택한다. 요산강하제는 소량으로 시작하여 혈청요산치나 요중 배설량을 측정하면서 서서히 증량하고, 3~6개월 동안 유지량을 결정한다. 즉, 그 중간에 통풍관절염이 발증하더라도 관절염이 치료될 때까지 요산강하제의 양을 변경시키지 않는다. 치료 목표는 통풍관절염의 재발을 방지하여 신장장애 등의 요산염 침착증상의 진행을 방지하는 것으로 이를 위해서는 혈청요산치를 6.0mg/dL 이하로 장기간 유지하는 것이 중요하다.

통풍관절염의 원인인 고요산혈증의 치료에서 언제부터 요산강하제를 투여해야 할지는 가이드라인을 따른 아래의 치료방침이 참고가 된다.

① 통풍관절염이나 통풍결절이 있는 증례

② 8.0mg/dL을 넘긴 무증후성 고요산혈증 중에서 통풍관절염 · 고요산혈증의 가족력이 있는 예, 다양한 합병증(신장장애, 신요로결석과 그 기왕력, 고혈압, 고지혈증, 허혈성 심장병, 당뇨병, 비만)이 있는 증례

③ 9.0mg/dL을 넘긴 모든 증례

이들에 대해서는 요산강하제 투여를 고려하라고 쓰여 있다(**그림 1**).

또한, 약제투여의 적응에 대해서는 적절한 생활지도가 전제된다. 고요산혈증을 보이는 모든 증례에서는 혈청요산치를 낮추는 생활습관을 철저히 지키게 하고(**표 2**), 각종 합병질환의 관리를 병행하는 것이 중요하다.

표 1 통풍관절염의 진단 기준[2)]

1. 요산염결정이 관절액 속에 존재
2. 통풍결절의 증명
3. 아래의 항목 중 6항목 이상을 충족할 경우
   a) 2회 이상의 급성 관절염의 기왕력이 있다.
   b) 24시간 이내에 염증이 최고조에 달한다.
   c) 단관절염이다.
   d) 관절의 발적이 있다.
   e) 제1중지 관절관의 통증 또는 종창이 있다.
   f) 한쪽의 제1중지 관절관의 병변이다.
   g) 한쪽의 족관절의 병변이다.
   h) 통풍결절(확진 또는 의심)이 있다.
   I) 혈청요산치의 상승이 있다.
   j) X선 상의 비대칭 종창이 있다.
   k) 발작이 완전히 완화된 것은 아니다.

3개의 큰 항목 중 1개가 충족되면 통풍으로 진단한다.

표 2 고요산혈증의 생활지도[4)]

1. 비만을 해소
2. 식사요법
   - 섭식 에너지의 적정화
   - 퓨린체의 섭취 제한
   - 뇨를 알카리화하는 식품 섭취
   - 충분한 수분섭취(요량 2,000mL/day 이상)
3. 음주 제한
   - 맥주 500mL, 위스키 더블 1잔
   - 금주일 2일/week 이상
4. 적당한 운동
   - 유산소운동
5. 스트레스 해소

그림 1 고요산혈증 치료방침[3)]

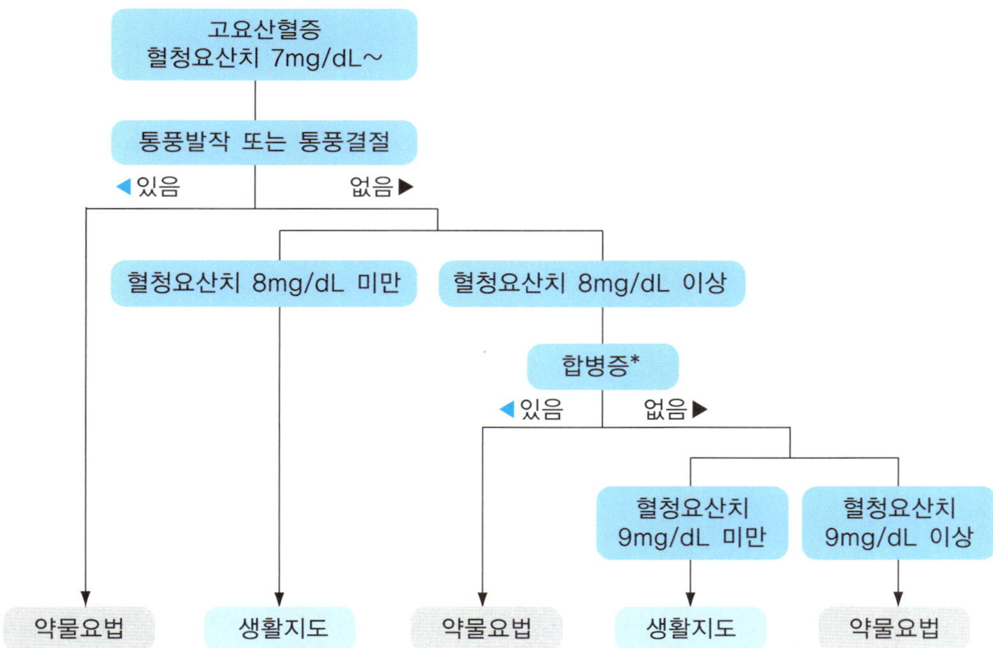

*: 신장장애, 요로결석, 고혈압, 고지혈증, 허혈성 심질환, 내당능이상 등

통풍 발작(통풍관절염) 치료

통풍 발작은 급성 관절염이고 치료의 기본은 항염증이다. 치료수단으로는 Colchicine, NSAIDs, 스테로이드가 선택된다.

즉, 통풍 발작은 고요산혈증에 따라 일어나지만, 일단 발작이 일어나면 혈청요산치를 낮추어도 발작은 나아지지 않고 오히려 악화된다. 따라서 통풍 발작 중에는 새로운 요산강하제 투여를 시작해서는 안 된다. 다만, 요산강하제 투여를 실시할 때의 급성 발작은 원칙적으로 요산강하제를 중지하지 않고 Colchicine, NSAIDs, 스테로이드를 추가하여 치료한다.

- Colchicine은 통풍 발작의 전조 시에 1정(0.5mg)만을 사용하여 발작을 완화시키는 목적으로 사용한다.
- Colchicine을 관절염의 극기에 대량으로 투여를 하면 부작용의 발현율이 높아 대량 투여를 해서는 안 된다.
- 극기에는 NSAIDs을 사용할 수 있지만, 상용량으로 만연하게 투여하는 것이 아니라 상용량 이상의 비교적 대량을 단기적으로 투여한다(NSAIDs 펄스요법).[5] Naproxen은 300mg을 3시간 간격으로 3회, 1일만 투여한다(**표 3**).
- 발작이 나아지면 중지한다. 격통이 경감한 후에도 관절염이 지속되어 생활에 지장을 줄 때 NSAIDs을 상용량 투여하고 나아지면 중지한다.
- NSAIDs의 부작용과 투여주의점에 대해서는 해당 항목(p. 2~)을 참조한다. 일반적으로 위점막병변의 악화과 신장장애의 악화에 주의하고 Warfarin potassium과의 상호작용에 주의한다.
- NSAIDs을 사용할 수 없는 경우 또는 투여에 효과가 없을 경우, 다관절에 관절염이 생겼을 경우는 경구로 스테로이드를 투여한다.

표 3 통풍관절염에 적응이 있는 NSAIDs[1]

적응	일반명	상품명	제형	통풍 발작 투여법
통풍 발작	Indomethacin	Indacin 등	25mg, 37.5mg, 50mg 정 · 서방 캡슐 · 좌제	1회 25mg, 1일1~3회
	Naproxen	Naixan	100mg정 · 300mg 캡슐	첫 회 400~600mg, 그 후 1회 200mg을 1일 3회 또는 300mg을 3시간 간격으로 3회까지
	Pranoprofen	Niflan	75mg정	1회 150~225mg을 1일 3회, 다음날부터 1회 75mg을 1일 3회
	Oxaprozin	Alvo	200mg정	상용량 400mg, 최고량 600mg

- 한 예로서 Prednisolone 15~30mg을 투여하여 관절염을 진정시키고, 1주 간격으로 1/3을 감량하여 3주간에 중지하는 방법이 있다. 중증 예에서는 소량(5mg 정도)을 수개월 동안 투여를 해야 하는 경우도 있다.
- 슬 · 고관절 등에 수종을 수반하는 통풍관절염의 경우 관절을 무균적으로 천자, 관절액을 배액하여 제거한 후 스테로이드를 주입한다. 천자한 관절액내의 요산나트륨 결정을 반드시 현미경으로 확인하여 조금이라도 화농성 관절염의 의심이 있을 때는 스테로이드 주입은 금기이다. 통풍 발작으로 관절에 천자한 후에는 세균감염으로 인한 화농성 관절염과 주입한 스테로이드 결정으로 스테로이드 유발성 관절염이 생길 수 있으니 주의한다.
- 급성 발작 시에는 류마티스관절염에 효과가 있는 정맥주사용 Dexamethasone plamitate 투여도 유효하지만 통풍 발작에는 보험이 적용되지 않는다.

고요산혈증 치료

치료 목표, 치료 가이드라인은 앞에서 서술한 것과 같고, 약제의 선택에 있어 고요산혈청병형 분류를 아래와 같이 결정하는 것이 권장된다.[6)]

배설저하형: CUA < mL/min

생산과잉형: EUA > 0.51mg/kg/hour

$$\text{EUA} = \frac{[\text{요중 요산 농도(mg/dL)}] \times [\text{60분간의 요량(mL)}]}{100 \times \text{체중(kg)}} \text{ mg/kg/hour}$$

간편한 방법으로는 수시로 소변을 이용한 요중의 요산/크레아티닌 비율이 있다. 간편한 방법이기는 하지만, 일상진료에서는 유용하다.

요중 요산/크레아티닌≦0.5: 요산배설 저하형

요중 요산/크레아티닌 > 0.5: 요산생성 과잉형

요산강하제는 작용기전에 따라 요산 배설 촉진제와 요산 생성 억제제로 분류된다. 일본에서는 요산배설 촉진제는 3종류(benzbromarone, probenecid, bucolome)가 시판되고, 요산생성 억제제는 키산틴 산화효소 억제제인 Allopurinol만이 사용가능하다(**표 4**).

- 원칙적으로 요산 배설 저하형인 고요산혈증에는 요산배설 촉진제, 요산생성 과잉형인 고혈산혈증에는 요산생성 억제제를 사용한다.
- Allopurinol은 그 대사생성물인 oxypurinol과 함께 요산 합성 과정의 최종단계에서 xanthine oxidase를 저해하여 요산합성량을 저하시킨다. 신장배설성이며, 만성신부전

등에서는 혈중농도가 상승하여 중증인 부작용이 생길 수 있기 때문에 신장기능에 따라 저용량으로 투여를 해야 한다(**표 5**).

- Benzbromarone은 일본에서 가장 흔히 사용되는 요산배설 촉진제이다. 효과도 높고 약제의 상호작용도 적지만, 극증감염 예가 보고되었으니 ① 간장애 환자는 피하고, ② 최저용량으로 시작한다, ③ 투여 시작 후 6개월 동안은 혈청요산치와 간기능을 매월 모니터한다.[8] Probenecid는 긴 역사를 가진 요산배설 촉진제이지만, 약제의 상호작용이 많아 투여 빈도가 감소하였다.
- 요산배설 촉진제를 사용할 때 또는 산성뇨가 심할 때는 요로결석이 형성되는 것을 예방하기 위해 수분섭취를 자주하고, 요를 알칼리화할 목적으로 탄산수소나트륨이나 potassium citrate · sodium citrate hydrate(상품명: uralyt)을 2~3g/day 투여한다.
- 요산강하제 투여는 통풍 발작이 완전히 나아졌을 때에 시작한다. 통풍 발작은 혈청요산치가 급격하게 저하하는 경우에도 일어난다.[9] 요산강하제 투여를 시작한 후 3~4개월은 혈청요산치 저하를 수반한 통풍 발작의 위험이 있다. 때문에 요산강하제는 소량으로 시작하여 혈청요산치를 서서히 저하시킨다. 그리고 이런 발작을 예방하기 위해서는

표 4 요산강하제의 종류와 투여량, 부작용 등[3)]

	일반명	상품명	1일 투여량과 투여방법	부작용
요산배설 촉진제	Probenecid	Benecid	500~2,000mg 2~4회 분복	위장장애, 네프로제증후군, 재생불량성 빈혈, 피진, 요로결석
	Bucolome	Paramidin	300~900mg 1~3회 분복	위장장애, 피진, 백혈구감소증, 요로결석
	Benzbromarone	Urinorm Narcaricin Benzbromarone 외	25~100mg 1~2회 분복	극증감염, 위장장애, 요로결석
요산생성 억제제	Allop-urinol	Zyloric Alositol Salobel 외	100~300mg 1~3회 분복	중독증후군(과민성 혈관염), Stevens-Johnson 증후군, 박탈성 피부염, 재생불량성 빈혈, 간기능장애

표 5 신장기능에 대한 Allopurinol 사용량[7)]

Ccr 50mL/min	100~300mg/day
30mL/min<Ccr≦50mL/min	100mg/day
Ccr≦30mL/min	50mg/day
혈액투석 시행 예	투석 종료 후에 100mg
복막투석 시행 예	50mg/day

Colchicine을 연일 투여(0.5~1.0mg/day)가 유효하다.[10]

• 요산 조절 중에는 혈청요산치가 6.0mg/dL 이하로 유지되도록 투여량을 조절한다.

고요산혈증 · 통풍 합병증, 병발증에 대한 치료

신장장애, 요로결석

• 신장장애 합병 환자, 요로결석이 있는 환자 또는 그 기왕력이 있는 환자의 경우에는 Allopurinol이란 요산강하제가 중심이다. 중등도까지의 신장장애 환자(Ccr > 30mL/min)에서는 Allopurinol(50~100mg/day)과 Benzbromarone(25~50mg/day)을 소량으로 병용하는 요법도 유효하다.

• 신장기능 저하인 환자에게 Allopurinol을 사용할 때는 신장기능에 따라 Allopurinol 용량을 감량한다.[7]

• 요로 관리로써의 요중 요산배설량의 감소는 저퓨린식 식사요법과 Allopurinol로 감소시킨다. 1일 2,000mL 이상의 요량이 유지되도록 물을 충분히 마시게 한다.

• 산성뇨에는 요알칼리화제와 식사요법을 실시하고, 요 pH를 6.0~7.0을 유지하도록 한다.

고혈압, 심혈관장애

• 고혈압 환자는 혈압을 적정하게 조절한 후에도 혈청요산치는 뇌 · 심혈관 질환의 위험도가 있을 가능성이 높다.[11~13]

• 강압용법에는 혈청요산치 저하작용도 있는 강압제 특히 Losartan potassium, 그 밖에 angiotensin 변환효소(ACE)저해제, 칼슘길항제, α-차단제를 선택하는 것이 바람직하다.

• 심혈관 위험도가 적은 혈청요산치는 6.0mg/dL 이하이다. 다만, J커브 현상에 대한 논쟁의 여지가 있어, 고도의 요산저하에 주의를 해야 한다.[14] 심혈관 위험도 감소에 관여하는 요산치를 고려하여 남성은 4.5 < 혈청요산치 < 6.0mg/dL, 여성은 3.2 < 혈청요산치 < 4.6mg/dL을 목표로 한다.

고지혈증

• 고요산혈증 환자의 예후에 있어 동맥경화성 질환의 중요성이 커지고 있다.

• 고중성지방혈증(hypercholesterolemia) 치료제인 Fenofibrate는 요산배설 촉진작용이 강하고 높은 혈청요산치 저하작용이 보이기 때문에 요산배설 저하형 고요산혈증의 합병에 유효하다.

내당능이상 · 비만

- 비만으로 인슐린 저항성이 생겨 고인슐린혈증을 보일 때는 혈청요산치 상승이 나타나지만 식사요법이나 운동요법으로 감량하면 혈청요산치도 저하한다. 감량만으로 고요산혈증이 치료되는 경우도 있으므로 고요산혈증의 원인으로 비만과 내당능이상이 어느 정도로 관여하고 있는지를 평가한 후에 고요산혈증을 치료하는 것이 바람직하다.
- 당뇨병에 걸리면 신장에서 요산배설이 항진되어 혈청요산치가 저하한다. 근본에 요산생성 과잉형인 고요산혈증이 있으면 요중 요산농도가 고도로 상승하기 때문에 요알칼리화제의 단독 사용도 좋다. 이미 요로결석이 합병되었을 때는 요산생성 억제제를 소량 사용한다.

간장애

- 간장애의 예에서는 요산강하제인 Allopurinol 또는 Probenecid(benzbromarone 이외)를 소량부터 사용한다.
- 정기적으로 간기능검사, 말초혈액검사를 실시하여 부작용의 예방에 힘써 간장애를 악화시키지 않으면서 혈청요산치를 저하시킨다.
- 요산강하제 투여 중에는 비만치료, 음주를 제한한다.
- C형 간염이나 B형 간염의 치료에 사용되는 Ribavirin은 종종 혈청요산치를 상승시키지만 무증후성 고요산혈증의 경우에는 치료를 하지 않고 경과관찰을 한다.
- 부종이나 복수 치료에 이뇨제가 사용되지만 Furosemide는 고요산혈증을 일으킨다. 무증후성인 경우에는 일반적으로 치료를 하지 않고 경과관찰을 한다.

요산강하제의 약물상호작용, 부작용과 그 대책

- 다른 약물과의 상호작용은 Benzbromarone과 Bucolome에서 적고, Probenecid와 Allopurinol에서 많이 보인다.
- 모든 요산강하제는 Warfarin potassium의 혈중농도를 상승시켜 Warfarin potassium의 항응혈작용을 증강시킨다.
- 모든 요산배설 촉진제는 Pyrazinamide나 Aspirin과 병용하면 요산배설작용이 감소한다.
- Probenecid는 술포닐요소계 경구 당뇨병약, Aspirin, NSAIDs, Methotrexate, 세팔로스포린계 항생제, Acyclovir 등의 요중 배설을 억제하여 이들의 약제작용을 증강시킨다.
- Allopurinol은 Mercaptopurine hydrate(6−MP), Azathioprine, Theophylline 혈중농도를 올려 이들의 약제작용을 증강시킨다.

- Allopurinol은 Cyclosporin, Phenytion 등의 간대사를 저해해서 이들의 약제작용을 증간시킨다.
- Allopurinol은 Pentostatin, Captopril, Hydrochlorothiazide, Ampicillin과 병용하면 과민반응을 일으킨다고 보고되어 있다.
- 요산배설 촉진제는 요산배설 증가와 더불어 요로결석을 쉽게 생성한다.
- Benzbromarone에 의한 전격성 간염과 Allopurinol에 의한 중독증후군은 특정의 유전자 배경을 가진 환자에게 사용했을 때 발증하는 것으로 일반적인 부작용은 아니다.
- 신부전에서는 Allopurinol을 사용해야만 하지만, 혈중농도가 상승할 가능성이 높아 신장기능에 따라 투여량을 줄여야 한다(**표 5**).
- Benzbromarone도 Allopurinol도 간장애를 악화시키기 쉽기 때문에 소량으로 투여하고 정기적으로 모니터를 해야 한다.

고요산혈증의 비약물요법

고요산혈증으로 진단받은 모든 환자에게 생활지도를 해야 한다(**표 2**).

- 식사지도의 주된 포인트는 퓨린체 등의 질적 제한보다는 섭취하는 총 에너지의 양적 제한으로 과음, 과식을 피하게 한다.
- 과도한 음주는 섭취 칼로리도 증가하지만 혈청요산치의 일과성 상승을 초래한다. 맥주에는 퓨린체가 많아 혈청요산치 상승작용이 강하지만 퓨린체 함유가 적은 소주에서도 알코올 섭취에 의한 혈청요산치 상승을 피할 수 없다.
- 운동은 비만의 해소에도 필요하지만, 무산소운동은 혈청요산치를 상승시키기 때문에 유산소운동을 비교적 장시간 한다.

>> 통풍 · 고요산혈증 치료의 제네릭 의약품

표 6에 나타내었다. 다만, 일부 제네릭 약제에 따라서는 용출이 적어 선발 의약품보다 유효성이 떨어질 수도 있으니 주의한다.

표 6 고요산혈증 치료의 제네릭 의약품

	일반품	선발의약품	제네릭 의약품명
요산생성 억제제	Allopurinol	Zyloric	Allopurinol Alositol Salobel
요산배설 촉진제	Probenecid Benzbromarone	Benecid Urinorm	 Narcaricin Benzbromarone
요알칼리화제	Potassium citrate · Sodium citrate	Uralyt	Urinmet-U Urinmet

가성 통풍

기본적인 사용법

① 가성 통풍 발작(급성 관절염) 치료는 통풍관절염 시의 약물 치료를 따른다.

NSAIDs 펄스요법이나 화농성 관절염의 가능성을 배제한 스테로이드 관절내 주입은 유효하다.

② 특발성 가성 통풍은 고령자에게 많으므로 NSAIDs 사용은 신장기능장애, 위장장애에 유의한다. NSAIDs를 사용할 수 없는 경우는 스테로이드 전신투여를 고려한다.

③ 서양에서 Colchicine이 가성 통풍 발작이 유효하다는 보고가 있다.

④ 퇴행성 관절염(OA)같은 증상이나 관절파괴 등 만성 관절염 치료는 퇴행성 관절염 치료를 따른다.

⑤ 저마그네슘(Mg)혈증 등 발작을 일으키는 원인이 있으면 보정한다.

실제 약제 선택의 예

대상	약제 선택의 예
급성 발작 시	NSAIDs 펄스요법(**표 3** 참조) 부신피질 스테로이드(관절내, 경구, 정맥주사)
다관절발작 · 전신증상	부신피질 스테로이드 경구, 정맥주사
만성 관절염 · OA같은 증상	상용량의 NSAIDs에 의한 대증요법 경구 Mg투여(magnesium carbonate 2~3g/day 장기)[22] 히알루론산 관절내 주입
급성 관절염 빈발	Colchicine 연일 투여 Probenecid, Cimetidine(입증된 증거는 적음)

가성 통풍 치료의 개요

가성 통풍은 calcium pyrophosphate dihydrate(CPPD) 결정으로 유발된 급성 관절염 발작이지만, 광의의 가성 통풍이란 CPPD 결정 침착증의 전반적이 치료에 관해서는 입증된 증거가 부족하고, 유감스럽게도 현재 일반 임상에 기인한 대증적인 치료가 실시되는 정도에 지나지 않는다. 특발성 CPPD결정 침착증은 고령자에게서 다발하고, 빈도는 70대 6.0%, 80대 13.6%, 90세 이상 40%로 일본에서는 보고되었고, 결코 드문 질환은 아니지만, 일반 임상의들의 인식 정도가 아직 낮아 본 질환의 문제점으로 under-diagnosed가 되기 쉽다는 점이다. 그리고 가성 통풍 발작인 경우 때때로 다관절로 염증이 파급되어 전신증상으로 발열과 CRP의 높은 수치, 가끔은 고령자에게서는 체중감소나 환각 등을 수반하는 경우도 있어 화농성 관절염이나 악성질환, 혈관염, 고령발증 RA 등과의 감별이 필요하게 된다. X선상의 연골 석회 화상을 확인하고, 가성 통풍은 대관절의 관절염을 일으키는 경우가 많으므로 무균적으로 관절 천자를 실시하여 관절액 속의 CPPD 결정을 증명하는 것이 중요하다(**표 7**).[15] 화농성 관절염과의 감별점을 나타내었다(**표 8**).[16]

가성 통풍 발작 시에는 통풍 발작 시와 동일하게 NSAIDs에 의한 치료가 기본이지만, 스테로이드 관절 주사로 극적인 효과를 보는 경우가 많다. 가성 통풍 발작의 진단에도 관절천자를 적극적으로 실시하여 감염증을 배제하고 결정이 증명된다면 스테로이드 관절내 주입의 유효성은 높다. 발작 예방에 관해서는 결정의 용해나 제거의 유효성에 대해서는 검증되지는 않았다. 서양에서는 Colchicine의 예방투여가 발작 횟수를 크게 감소시켰다고 일부 증례에서 보고되었지만,[17] 통풍만큼의 효과를 기대하기 어려운데다가 동양인은 Colchicine에 대한 감수성이 높아 서양인보다 부작용의 빈도가 높다는 것에 주의해야 한다. 또한, 저마그네슘혈증과 저칼슘혈증은 발작을 유발한다는 것이 알려졌고, 어느 소규모의 이중맹검 플라시보 대조시험에서는 30mEq/d의 Magnesium carbonate의 6개월 투여는 플라시보에 비교하여 발작 예방에 유효하다는 보고가 있지만,[18] 널리 검증된 것은 아니다. 동일하게 Probenecid는 in vitro의 실험에서 CPPD 결정 침착을 방지할 수 있을 것으로 기대되지만, 임상에서의 유용성에 대해서 검증된 것은 없다. 또한, Cimetidine이 견관절의 석회화건염(calcific tendinitis)에 현저한 효과가 있다는 일본에서의 보고[19](증례수는 한정)가 있어, 향후 동일한 칼슘결정인 CPPD 결정의 의해 일어난 가성 통풍 발작 예방에 대한 가능성은 검증이 필요할 것이다.

발작을 반복하는 증례에서는 NSAIDs 내복지속과 소량의 스테로이드 내복을 시작, 지속해야만 하는 경우가 있다. 고령자가 많기 때문에 이들 약제의 사용에 대해서는 부작용을 충분히 주의해야 한다. 치료가 순조롭지 않은 예에서 서양에서는 Methotrexate(MTX)나

IL-1저해 생물학적 제제인 Anakinra가 유효하다는 보고[20, 21]도 있다.

CPPD 결정침착증에서의 OA 같은 증상이나 관절파괴 등 만성 관절염에 대한 치료는 OA 치료를 따른다. 즉, NSAIDs, 이학요법, ADL 지도, Sodium hyaluronate(HA) 관절내 주입, 관절파괴 예에 대한 인공관절치환술 등이 있다. 다만, HA 관절내 주입에 관해서는 대다수가 유효한 경우이지만 오히려 가성 통풍 발작을 일으켰다는 증례보고[22]도 있으니 부작용에 대한 설명을 충분히 한다.

표 7 가성 통풍(CPPD 결정침착증) 진단 기준(개정)[15]

기준
I. 확실한 방법(X선 회절이나 화학적 분석 등)에 의한 조직 또는 활액 속의 CPPD 결정의 증명
II. (a) 보정 편광현미경을 이용하여 약간 바른 복굴절성 또는 비복굴절성을 나타내는 단사 또는 삼사 결계 결정을 증명
(b) X선상에서의 전형적 석회화
III. (a) 특히 무릎 이외의 대관절의 급성 관절염
(b) 특히 무릎, 허벅지, 손목, 수근(手根), 팔꿈치, 어깨 및 중수지절관절 등의 만성 관절염으로 특히, 급성 악성을 수반한 경우. 퇴행성 관절염과의 감별에 유용한 다음의 특징이 있다:
1. 흔하지 않은 이환부위 - 손목, 중수지절관절, 팔꿈치, 어깨
2. X선 소견 - 요골수근골 또는 슬개대퇴골관절의 열극이 좁고 특히 단독인 경우(대퇴골을 피복하는 슬개골)
3. 연골 아래 낭포를 형성
4. 변형이 강함 - 진행성으로 연골 아래를 압궤, 관절내 X선상에 음영을 보이는 골 단열
5. 골자형성 - 크기는 불규칙하며 일정하지 않다.
6. 힘줄의 석회화 특히, 삼두근, 아킬레스건, 폐쇄근건
분류
A. 확정: 기준 I 또는 II(a)+(b)를 충족하는 것
B. 가능성은 있을 수 있음: 기준 II(a) 또는 III(b)를 충족하는 것
C. 가능성 있음: 기준 III(a) 또는 III(b)가 있으면 CPPD 결정침착의 가능성을 임상의는 경고한다.

표 8 가성 통풍 발작: 화농성 관절염과의 임상적 감별점[16]

- 고령자에게 많다.
- 급성 관절염 발작이나 가벼운 발작 기왕력이 있다.
- 발작 전에 관절 천자의 기왕력이 없다.
- 이환관절이나 다른 관절의 연골석회화
- 혈성이 혼탁 또는 관절액이 백탁
- 관절액 속의 바른 복굴절성의 결정(세포내 · 세포외)
- 세균배양 음성
- 2개 이상의 관절에서 관절염 발작
- 정신신경 증상(섬망 등), 발열 등의 전신 증상
- 관절 천자 배액, 세정, 스테로이드제 관절내 주입으로 증상이 현저히 개선

【참고문헌】

1) 日本痛風・核酸代謝学会ガイドライン作成委員会：高尿酸血症・痛風の治療ガイドライン．痛風と核酸代謝，26（suppl. 1）：3-78, 2002.
2) 山中　寿：痛風の診断と高尿酸血症の定義．痛風と核酸代謝，26（suppl. 1）：10-12, 2002.
3) 藤森　新：高尿酸血症に対する治療　a）治療目標．痛風と核酸代謝，26（suppl. 1）：27-30, 2002.
4) 中島　弘，藤森　新：生活指導．痛風と核酸代謝，26（suppl. 1）：69-71, 2002.
5) 御巫清允，西岡久寿樹，井上和彦，ほか：ナプロキセンの痛風発作に対する臨床効果　−二重盲検法によるフェニルブタゾンとの比較及び尿酸代謝動態への影響の検討．臨床と研究，28：999-1010, 1981.
6) 中村　徹，内田三千彦，内野治人，ほか：痛風の高尿酸血症の尿酸クリアランス法による検討．尿酸，1：45-61, 1977.
7) 細谷龍男：腎障害合併例に対する尿酸降下薬の使用法．痛風と核酸代謝，26（suppl. 1）：36-37, 2002.
8) 御巫清允，山中　寿，鎌谷直之，ほか：痛風治療薬による肝障害発現の頻度に関するレトロスペクティブ調査研究．痛風と核酸代謝，25：21-27, 2001.
9) Yamanaka H, Togashi R, Nakada M, et al：Optimal range of serum urate concentrations to minimanize risk of gouty attacks during anti-hyperuricemic treatment. Adv Exp Med Biol, 431：13-18, 1998.
10) Paulus HE, Schlosstein LH, Godfrey RG, et al：Prophylactic colchicines therapy of intercritical gout. A placebo-controlled study of probenecid treated patients. Arthritis Rheum, 17：509-614, 1974.
11) Culleton BF, Larson MG, Kannel WB, et al：Serum uric acid and risk factor for cardiovascular disease and death：The Framingham Heart Study. Ann Intern Med, 131：7-13, 1999.
12) Freedman DS, Williamson DF, Gunter EW, et al：Relation of serum uric acid to mortality and ischemic heart disease：The NHANES I epidemiology follow _up study. Am J Epidemiol, 141：635-644, 1995.
13) Ward HJ：Uric acid as an independent risk factor in the treatment of hypertention. Lancet, 352：670-671, 1998.
14) Verdecchia P, Schillaci G, Reboldi G, et al：The PIUMA study. Hypertention, 36：1072-1078, 2000.
15) Rosenthal AK, Ryan LM, McCarty DJ：Calcium pyrophosphate crystal deposition disease, pseudogout, and articular chondrocalcinosis. Arthritis and Allied Conditions, Koopman WJ ed., 14th ed., Lippencott Williams & Wilkins, Philadelphia, 2001, p2348.
16) 益田郁子：偽痛風とその治療．Medical Practice, 23：2131-2135, 2006.
17) Alvarellos A, Spilberg L：Cholchicine prophylaxis in pseudogout. J Rheumatol, 13：804-805, 1986.
18) Yokoyama M, Aono H, Takeda A, et al：Cimetidine for chronic calcifying tendinitis of the shoulder. Reg Anesth Pain Med, 28：248-252, 2003.
19) Chollet-Janin A, Finckh A, Dudler J, et al：Methotrexate as an alternative therapy for chronic calcium pyrophosphate deposition disease：an exploratory analysis. Arthritis Rheum, 56：688-692, 2007.
20) McGonagle D, Tan AL, Madden J, et al：Successful treatment of resistant pseudogout with Anakinra. Arthritis Rheum, 58：631-633, 2008.
21) Smilde TJ, Haverman JF, Schipper P, et al：Familial hypokalemia/hypomagnesemia and chondrocalcinosis. J Rheumatol, 21：1515-1519, 1994.
22) Doherty M, Dieppe PA：Double blind, placebo controlled trial of magnesium carbonate in chronic pyrophosphate arthropathy. Ann Rheum Dis, 42（Suppl 1）：106, 1983.

CHAPTER 2

척추질환

기본적인 사용법

① 추측되는 병태에 대한 필요한 약제를 투여한다.

② 증례에 따라 용법, 용량을 조절한다.

③ 부작용의 유무를 체크한다.

④ 기왕력과 내복 중인 약제를 확인하고, 약물상호작용에 주의한다.

⑤ 처방할 약제의 목적 · 효능에 대해서 환자에게 충분히 설명하고, 동의를 얻는다.

특히, 항우울제나 항간질제의 양호한 복약순응을 얻기 위해서는 환자의 이해가 필요하다.

실제 약제 선택의 예

대상	약제 선택의 예
강한 진통효과를 기대	NSAIDs, 좌약, acetaminophen, Opioid
근긴장 완화	Eperisone hydrochloride, Etizolam, Ethyl loflazepate, Diazepam
만성통	삼환계 · 사환계 항우울제, 선택적 세로토닌 재흡수 억제제(SSRI), 세로토닌-노르아드레날린 재흡수 억제제(SNRI), 우두바이러스 접종을 한 토끼 염증피부 추출액(an extract from inflammatory rabbit skin inoculated by vaccinia virus)
저림이 있는 예	비타민 B_{12}, 비타민 E, 항간질제, 삼환계 · 사환계 항우울제, 선택적 세로토닌 재흡수억제제(SSRI), 세로토닌-노르아드레날린 재흡수억제제(SNRI)
신경성 간헐파행	경구 Prostaglandin E_1 유도체 제제, 혈소판응집억제제
위장장애를 가진 예의 진통	COX-2 선택성이 높은 NSAIDs, Opioid, 우두바이러스 접종을 한 토끼 염증피부 추출액(an extract from inflammatory rabbit skin inoculated by vaccinia virus), 외용제

금기(X) · 신중투여(△) · 병용주의(!)

① NSAIDs

해당 항목(p.2~) 참조한다.

② 근긴장완화제(eperison hydrochloride,[1] chlorphenesin carbamate,[2] tizanidine hydrochloride[3])

× 과민증

× 중증인 간장애

× Fluvoxamine maleate, Ciprofloxacin과 병용금기[3]

△ 간장애

△ 신장장애

! Methocarbamol[1]

! Chlorpromazine hydrochloride[2]

! Barbiturate[2]

! 모노아민 산화효소 억제제[2]

! 강압제[3]

! 중추신경 억제제[3]

! 항부정맥제[3]

! Cimetidine[3]

! 뉴퀴놀론계 항생제[3]

! 황체 · 난포 호르몬제[3]

! Ticlopidine hydrochloride[3]

③ 항불안제(etizolam,[1] ethyl loflazepate,[2] diazepam[3])

× 급성 우각녹내장

× 중증근무력증

△ 심장애

△ 간장애

△ 신장장애

△ 뇌기질적 장애

△ 호흡장애

△ 소아

△ 고령자

! 중추신경 억제제(phenothiazine 유도체, barbiturate)

! 모노아민 산화효소 억제제[1, 2]

! Cimetidine[2, 3]

! Fluvoxamine maleate[2, 3]

! 사환계 항우울제[2]

! Ritonavir[3]

! Omeprazole[3]

! Ciploxacin[3]

! Maprotiline hydrochloride[3]

! Dantrolene sodium hydrate[3]

④ 항우울제(trazodone hydrochloride,[1] fluvoxamine maleate,[2] paroxetine hydrochloride hydrate,[3] sertraline hydrochloride,[4] milnacipran hydrochloride[5])

× 투여 중지 후 2주일 이내[3, 4]

× 요폐[5]

△ 심질환[1, 2]

△ 녹내장[1, 3, 5]

△ 배뇨곤란[1]

△ 간질

△ 조울증[1, 3~5]

△ 뇌기질적 장애

△ 간장애[2, 4, 5]

△ 신장장애[2, 5]

△ 출혈성 질환[2~4]

△ 고령자[2~5]

△ 소아[2, 4, 5]

! 강압제 [1, 5)]

! Barbiturate [1, 5)]

! Phenothiazine 유도체 [1)]

! 모노아민 산화효소 억제제

! 강심배당체 [1, 5)]

! Warfarin potassium [1)]

! Carbamazepine [1)]

! Indinavir sulfate ethanolate [1)]

! Pimozide(상품명: orap) [2~4)]

! Tizanidine hydrochloride [2)]

! Lithium carbonate [5)]

! 5-HT 수용체작동제(sumatriptan 등) [5)]

! Adrenaline [5)]

! Noradrenaline [5)]

⑤ Opioid(morphine hydrochloride hydrate,[1)] codeine phosphate hydrate[2)])

× 중증의 호흡억제

× 기관지천식 발작 중

× 중증 간장애

× 만성 폐질환에 속발하는 심부전

× 경련 상태

× 급성 알코올 중독

× 출혈성 대장염

× 세균성 설사 [2)]

△ 심기능장애

△ 호흡기능장애

△ 간기능장애

△ 신장기능장애

△ 뇌기질적 장애

△ 쇼크 상태

△ 대사산증

△ 갑상선기능저하증

△ 부신피질기능저하증

△ 약물의존

△ 고령자

△ 소아

△ 허약자

△ 전립선비대증

△ 마비성 장폐색증 [2)]

△ 담낭장애 [2)]

△ 중증의 염증성 장질환 [2)]

! Barbiturate

! Phenothiazine 유도체

! 모노아민 산화효소 억제제

! 흡인마취제

! 삼환계 항우울제

! β–차단제

! 알코올

! Coumarin 계열 항응혈제

! 항콜린작용을 가진 약제

! Zidovudine [1)]

! Buprenorphine hydrochloride [1)]

⑥ 항간질제(clonazepam,[1)] carbamazepine,[2)] gabapentin[3)])

× 급성 우각녹내장 [1)]

× 중증근무력증 [1)]

척추질환

금기(X) · 신중투여(△) · 병용주의(!)

× 중증 혈액장애 [2)]

× 제2도 이상의 방실블록 [2)]

× 고도의 서맥 [2)]

× 포르피린증 [2)]

△ 심장장애 [1, 2)]

△ 간장애 [1, 2)]

△ 신장장애

△ 뇌기질적 장애 [1)]

△ 호흡기능 저하 [1)]

△ 고령자

△ 배뇨곤란 [2)]

△ 안압항진 [2)]

△ 갑상선기능저하증 [2)]

! Barbiturate [1)]

! Phenothiazine 유도체 [1)]

! Monoamine 유도체 [1)]

! Sodium valproate [1)]

! Voriconazole(상품명: vfend) [2)]

! Aluminum hydroxide gel [3)]

! Magnesium hydroxide [3)]

! Morphine hydrochloride hydrate [3)]

⑦ 경구 Prostaglandin E_1 유도체 제제

× 임신, 임신일 가능성

△ 출혈 경향

! 항혈소판제

! 혈전용해제

! 항응고제

⑧ 우두바이러스 접종을 한 토끼 염증피부 추출액(an extract from inflammatory rabbit skin inoculated by vaccinia virus)

× 과민증

! Minor tranguilizer

! 바비튜레이트계 정맥주사용 마취제

⑨ Acetaminophen

× 소화성 궤양

× 중증인 혈액장애

× 중증인 간장애

× 중증인 신장장애

× 중증인 신기능부전

× 아스피린 천식

△ 소화성 궤양의 기왕력

△ 출혈 경향

△ 기관지천식

△ 알코올 다음 또는 상용자

! 리튬 제제(lithium carbonate)

! 티아자이드계 이뇨제(hydrochlorothiazide 등)

! 쿠마린계 항응혈제(warfarin potassium)

! Carbamazepine

! Phenobarbitone

! Phenytoin

! Primidone

! Rifampicin

! Isozianid

개요

경부통, 배부통, 그리고 요통에 이른바 red flag sign의 질환이 포함되어 있을 가능성이 있다. 따라서 약물요법을 실시하기 전에 병력, 기왕력 및 증상을 상세하게 청취하여 빠뜨리지 않도록 주의하여 진찰을 실시한다. 그리고 필요한 영상의학 검사를 실시하여 이들을 감별할 필요가 있다. 또한 항상 운동기 이외의 통증의 원인으로서 가능성이 있는 질환을 정리해서 감별하는 습관을 기르는 것으로, 중요한 질환을 놓칠 위험성을 줄일 수 있다. 또한 급성기의 통증과 만성기의 통증은 그 매커니즘이 다를 수 있다는 점에 유의한다. 특히 만성기의 통증에 대해서는 심리사회적 요인이 깊이 관여하고 있다. 즉, 심리사회적 요인은 통증의 발증, 급성에서 만성으로의 이행, 및 생활의 질(QOL)에 영향을 준다.

서양에서의 급성 요통에 대한 가이드라인에서는 NSAIDs의 단기간 투여가 유효하다고 되어 있다.[1~3] 유럽의 만성 요통에 대한 한 가이드라인에서는 NSAIDs나 Opioid의 단기간 투여가 권장되고 있다.[4, 5] 그리고 증상에 따라 항울제, 근육이완제, 온습포의 사용이 권장되고 있다. 만성 요통에서는 급성 요통과 비교하여 NSAIDs의 효과가 적은 경우가 많다.

분류

NSAIDs

경부통, 요통 밑 상하지통 등의 통증에 대해 제1선택의 약제로서 처방된다〔NSAIDs의 분류에 대해서는 별항(p. 2~) 참조〕. 산성 NSAIDs는 항염증 작용을 가지며 통증 완화에 유효성이 높다. 그러나 위장장애, 신장장애, 천식 발작을 유발하는 등 비교적 부작용이 많이 발생한다. 특히 소화관 궤양 발생에는 충분한 주의를 기울여야 한다. COX-2 선택성 저해제는 비선택성 약제보다 위장 장애 발생 등의 부작용이 적다. 좌약은 흡수가 잘 되므로 신속한 효과를 기대할 수 있다. 단, 고령자에서는 혈중농도의 급격한 상승을 초래하여 과도한 체온 저하나 혈압저하에 의해 쇼크를 일으키는 일이 있으므로 투여량에 주의한다.

근긴장완화제

경부, 배부, 요부의 당김이나 뭉침, 근긴장성 두통에 대해 처방된다. 통증 완화, 근긴장 경검이라고 하는 점에서 효과가 있다고 여겨진다. 그러나 근경련을 완화시키는 것으로 유효성을 발휘하고 있는 것은 아니다.[5] Eperisone hydrochloride은 근이완작용뿐만 아니라 근혈류증가작용에 의한 통증 경감 작용도 있다고 여겨진다.[6] Etizolam, Ethyl loflazepate, Diazepam 등의 항불안제도 근이완작용을 갖는다. 근긴장완화제의 투여가 과잉이 되면 졸음, 신체의 탈력감이나 휘청거림이 나타나면서 넘어지기 쉬워진다. 특히 고령자에서는 주의가 필요하다. 또한 일이나 운전에 영향을 고려하여 투여량과 투여방법을 조절한다.

항울제

만성 경부통, 만성 요통, 심리사회적 요인에 의해 수식된 통증에 대한 처방이다.

시냅스 간극의 도파민, 노르아드레날린, 세로토닌을 증가시켜 노르아드레날린 작동신경, serotonin 작동신경을 활성화하여 내인성 진통계린 하강성 억제계를 부활화하여 진통 효과를 발휘한다. 만성 통증에 수반하는 우울 상태, 불면, 식욕저하에 대해서도 효과를 기대할 수 있다. 그리고 증상에 구애되는 일이 많은 증례나 스트레스가 신체화하기 쉬운 증례에 대해서 유효성을 발휘한다. 항울제에는 제1세대 삼환계인 Imipramine hydrochloride, Amitriptyline hydrochloride, 제2세대의 삼환계인 Amoxapine, 사환계인 Maprotiline hydrochloride, Mianserin hydrochloride, 그밖의 것으로서 Trazodone hydrochloride 이 있다. 삼환계 항울제의 부작용으로서 항콜린작용(구갈, 변비), 항히스타민 작용(졸음), α 수용체차단작용(기립성 저혈압, 휘청거림), 심독성, 추체외로 증상을 들 수 있다. 사환계 항울제는 이들 부작용은 적다. 삼환계와 사환계 항울제의 부작용을 경감시킬 목적으로 제3세대의 선택적 세로토닌 재흡수 저해제(SSRI), 제4세대의 세로토닌-노르아드레날린 재흡수 저해제(SNRI)가 개발되어 사용되고 있다. SSRI에는 Fluvoxamine maleate이나 Paroxetine hydrochloride hydrate, SNRI에는 Milnacipran hydrochloride이 있다.

Opioid

경부신경근장애나 요부신경근장애 급성기의 강한 통증 등, NSAIDs로 충분한 진통 효과를 얻을 수 없는 경우에 투여한다. Opioid는 침해수용성 통증과 신경인성 통증에 대해 좋은 적응이 있다. Codeine phosphate을 투여하여 제통 효과가 불충분한 경우는 Morphine hydrochloride hydrate을 투여한다. 처방할 때에는 마약으로 지정된 진통제임을 충분히 설명한다. 오심이나 변비 등의 부작용에 대한 대처에 유의한다.

항간질제

상하지의 안정 시의 저림이나 이상감각에 대해 유효한 경우가 있다. Clonazepam, Carbamazepine, Gabapentin을 종류와 투여량을 변경하면서 조절하여 그 효과를 확인한다. 항간질제는 진정 작용이 강해 경면이 되기 쉽다. 따라서 최소량을 저녁 식사 후 또는 취침 전에 투여하여 투여 다음 날 경면 경향이나 비틀거림이 없는 것을 확인한다. 특히 고령자에서는 진정 작용으로 인해 쉽게 쓰러질 가능성이 있기 때문에 주의해야 한다. 졸음이 강하게 나타나는 경우가 있으므로 자동차 운전을 피하게 한다.

우두바이러스 접종 집토끼염증 피부 묘출액(an extract from inflammatory rabbit skin inoculated by vaccinia virus)

하강성 통증억제신경계의 부활 작용에 의한 진통 효과를 갖는다. 부작용이나 약물 상호작용이 NSAIDs에 비해 적어 고령자나 합병증이 많은 증례에도 사용하기 쉽다.

Acetaminophen

NSAIDs 단독으로 충분한 통증조절이 곤란한 경우에는 Acetaminophen의 투여를 검토한다. 또한 수유 중에 강한 통증에 대해 어쩔 수 없는 진통 처치를 요하는 경우에는 Acetaminophen을 선택한다.

경구 Prostaglandin E_1 유도체 제제

요부척주관협착에 의한 하지의 저림, 간헐파행에 대해 유효성이 있다.

함께 섭취하는 음식이나 음료의 주의점

알코올

근이완제와 동시에 섭취한 경우, 근이완 작용이나 졸음이 증강할 가능성이 있다. 항불안제, Morphine hydrochloride hydrate, Codeine phosphate hydrate, Clonazepam과 상가적인 중추신경억제작용을 나타내며 정신기능이나 지각 · 운동기능의 저하를 일으킬 가능성이 있다. 또한 호흡 억제, 저혈압, 및 현저한 진정이나 혼수(상태)를 초래할 가능성이 있다. Milnacipran hydrochloride과의 동시 섭취로 상호작용을 증강시킬 가능성이 있다.

Magnesium hydroxide

Gabapentin과의 동시 섭취로 Gabapentin의 혈중농도가 저하한다는 보고가 있다.

부작용과 그 대책

현기증, 휘청거림, 탈력감, 구갈

항울제, 근긴장완화제, Opioid에 의해 나타나는 경우가 있다. 근긴장완화제에서는 약제의 변경이나 감량으로 대처한다. 항울제는 저용량으로부터 투여하여 시간을 들여 증량하는 것이 포인트이다. 투여 시작 후에는 부작용이 나타나기 쉬우며 서서히 경감해가는 것도 기대할 수 있으므로 그것을 충분히 설명한다. Opioid의 구갈에 대해서는 식사를 여러 회에 걸쳐 섭취한다. 껌을 씹는다, 과일 · 신맛이 나는 식품을 섭취한다, 자주 수분을 섭취하는 것 등을 조언한다.

오심 · 구토

Opioid의 투여에 의해 나타날 가능성이 있다. 중추성 제토제인 Prochlorperazine(상품명: novamin)이나 Diphenhydramine · Diprophylline(상품명: travelmin)이 유효하다.

변비

Opioid의 내복에 의한 부작용에서는 거의 반드시 발생한다. Opioid의 투여를 시작하는 시점에서 변을 연화시키는 염류하제(magnesium oxide 제제)에 대장자극성 하제(sennoside A · B 칼슘염 제제, sodium picosulfate hydrate 제제)를 조합시켜 투여하는 것이 중요하다.

배뇨장애 · 요폐

전립선질환이 있는 환자에 항울제나 Opioid를 투여하면 배뇨장애 · 요폐을 초래할 가능성이 있다. 배뇨장애 · 요폐가 나타날 가능성에 대해 충분히 설명해둔다. 내복을 중지하면 개선된다.

졸음

근긴장완화제, 항울제, 항간질제, Opioid의 투여에서 나타날 가능성이 있다. 저용량으로부터 투여하여 졸음의 정도를 확인하고 나서 서서히 증량한다. 저녁 식사 후 또는 취침 전 투여로 시작하여 다음날 졸음의 정도를 확인하는 것이 좋다. 단, 고령자에서는 졸음이 오기 쉬워 넘어질 수 있으니 졸릴 수 있음을 충분히 설명해 두고 주의를 주는 것이 중요하다.

다른 요법과의 공존

운동요법

급성 요통에 대해서는 효과가 없지만 만성 요통에 대해 유효성이 있다.[7)]

약물요법의 한계

상하지의 저림이나 탈력감, 교치 운동에 장애를 보이거나, 보행장애, 방광직장장애를 나타내는 경부척수증이나 하지의 저림이나 탈력, 보행장애, 방광직장장애를 나타내는 흉부척수증, 마미형 장애에 대해서는 보존요법이 유효하지 않으며 진행성이 있으므로 수술요법이 적응이 된다. 약물에 의한 보존요법이 유효하지 않은 병태에 대해서는 무턱대고 보존요법을 계속하지 않도록 한다. 또한 상지의 통증을 나타내는 경부 신경근장애나 하지의 통증을 나타내는 요천부 신경근장애에서는 자연경과가 양호하므로 약물요법을 중심으로 한 보존요법을 충분히 실시한다. 약물요법에 의한 증상의 개선이 부족하여 일상생활에 지장이 있는 경우에는 수술요법을 검토한다.

수술요법을 실시하는 경우

출혈에 영향을 줄 가능성이 있는 경구 Prostaglandin E_1 유도체 제제는 휴약하는 것이 바람직하다. Limaprost alfadex는 소실반감기가 1시간 이내이며 수술 1일 전부터 일시적으로 복용을 중단한다.

>> 제네릭 의약품

약효 분류	약제	제네릭 의약품
근긴장완화제	Eperison hydrochloride (상품명: myonal)	Epenard, Rinpral, Eperinal, Epel, Myorelark, Atines, Evonton, Sunbazon, Eperisser, Myoperison, Tolmynal, Akitonal, Epeso, Envoy, Homerlight, Myonabase
	Chlorphenesin carbamate (상품명: rinlaxer)	Colicool, Suru-kitt, Korispar, Steacol, Kalsont
	Tizanidine hydrochloride (상품명: ternelin)	Tizanidine, Motonalin, Tirolbit, Enchinin, Sevretin, Terrelark, Tizanin, Mekitack, Gibonz, Tizanelin, Astonelin, Zanpeak, Tetorinen, Telzanine

항불안제	Etizolam (상품명: depas)	Eticalm, Etizolam, Palgin, Dezolam, Medipeace, Etisedan, Sedekopan, Capsafe, Guperies, Arophalm, Mozun, Demunatto, Sylazepam, Nonnerv
	Ethyl loflazepate (상품명: meilax) Diazepam(상품명: cercine)	Medetax, Sukarnase, Ronlax, Deme-thox, Azutolem, Diazepam 정「TOWA」
항우울제	Trazodone hydrochloride (상품명: desyrel)	Undepre, Reslin
	Fluvoxamine maleate (상품명: depromel)	X
	Paroxetine hydrochloride hydrate (상품명: paxil)	X
	Sertraline hydrochloride (상품명: jzoloft)	X
	Milnacipran hydrochloride (상품명: toledomin)	Milnacipran hydrochloride 정「JG」
항간질제	Clonazepam(상품명: rivotril)	X
	Carbamazepine (상품명: tegretol)	Carbamazepine 정, Telesmin, Lexin
	Grbapentine (상품명: gabapen)	X
경구 프딘E_1 제제	Limaprost alfadex (상품명: opalmon, prorenal)	Limarmone, Opaprosmon, Zeflopto, Optiran, Limaprost alfadex

【참고문헌】

1) Agency for Health Care Policy and Research. Acute Low Back Pain in Adults : Assessment and Treatment, US Department of Health and Human Services, Rockvill, 1994.
2) Royal College of General Practitioners, Chartered Society of Physiotherapy, Osteopathic association of Great Brain, British Chiropractic Association, National Back Pain Association : Clinical Guidelines for the Management of Acute Low Back Pain, Royal College of General Practitioners, London, 1996.
3) The Management Committiee of Cost B13 : European guidelines for the management of acute nonspecific low back pain in primary care. European commission, Research Directorate General, Cost Action B13, 2004.
4) The Management Committiee of Cost B13 : European guidelines for the management of chronic nonspecific low back pain. European commission, Research Directorate General, Cost Action B13, 2004.
5) Airaksinen O, Brox JI, et al : European guidelines for the management of chronic nonspecific low back pain. Eur Spine J, 15 : S192-S300, 2006.
6) 荒井　至, 菊地臣一, ほか : 腰仙部傍脊柱筋血流に対する実験的・臨床的研究—薬理学的検討 . 整形外科, 49 : 1175-1178, 1998.
7) Van Tulder M, Malmivaara A, et al : Exercise therapy for low back pain : a systematic review within the framework of the cochrane collaboration back review group. Spine, 25 : 2784-2796.

CHAPTER 2

신경, 근육질환

기본적인 사용법

신경손상 · 교액성 신경장애, 기타 말초신경장애 치료제(mecobal-amin)

① 신경손상 후 회복 촉진, 신경장애 개선에 이용한다.

② 수용성 비타민이며 부작용이 거의 없어 사용이 쉽다.

③ 효과가 나타나지 않는다고 해서 너무 과도하게 사용해서는 안 된다.

④ 교액성 신경장애에 있어서 효과가 나타나지 않는 경우, 수술을 고려한다.

당뇨병성 신경장애 치료제

① 손발 저림, 따끔거림 등의 감각장애를 나타내는 대사성 장애에 의한 말초신경병증(polyneuropathy)에 대해서는 혈당의 조절을 실시하면서 Methycobal이나 알도스 환원제(epalrestat hydrochloride)를 투여한다.

② 자발통이나 저림이 강한 유통성 신경병증이나 사지말단이 붉어지고, 이상감각을 수반하는 지단홍통증 등에 대해서는 Mexiletine hydrochloride을 투여한다. 통증이 강한 경우는 Gabapentin이나 항울제 등 후술하는 신경장애성 통증 치료제를 사용한다.

신경장애성 통증 치료제

① 제1선택의 치료제를 1개 사용하여 효과가 없으면 다른 약제를 시험해보고 제1선택의 약제가 효과가 없는 경우 제2선택으로 하는 경우에 사용한다.

② 부작용이 적고 진통 효과를 얻을 수 있는 약을 찾아 투여한다.

③ 환자의 연령이나 합병질환, 약의 부작용 · 상호작용 등을 고려하여 선택해 투여해간다.

④ 졸음이나 휘청거림을 일으킬 위험이 있으므로 전도 방지나 자동차 운전 등 생활하면서 주의할 점을 전달한다.

⑤ 항울제 및 항경련제는 신속한 효과가 없어 장기간(6~8주간) 계속할 필요가 있다.

⑥ 투여 및 중지 시에는 점증 · 점감이 기본이다.

⑦ 병용 금기 · 주의 약제가 많으므로 주의가 필요하다.

복합성 국소통증증후군 치료제

① 신경장애성 통증과 같이 제1선택의 치료제를 1개 사용하고 효과가 없으면 다른 약제를 시험하여 제1선택 약제가 효과가 없는 경우 제2선택을 하는 식으로 사용한다.

② 환자의 상태를 잘 파악하여 커뮤니케이션을 원활히 한다.

③ 재활치료로 기능적 개선을 도모한다.

근이완제

① 근긴장 상태의 완화에 단독 또는 NSAIDs와 함께 사용한다.

② 졸음이나 휘청거림을 발생시킬 위험이 있으므로 투여를 시작할 때 전도 방지나 자동차 운전 등의 생활하면서 주의할 점을 설명한다.

③ 야간 취침 시의 반복되는 근육경련에 대해서는 저녁 식사 후에 내복하게 한다.

금기(X) · 신중투여(△) · 병용주의(!)

① 신경손상 · 교액성 신경장애 기타 말초신경장애 치료제

특별한 주의점은 없음

② 당뇨병성 신경장애 치료제

〈Epalrestat hydrochloride〉

특별한 주의점은 없음

〈Mexiletine hydrochloride〉

× 심각한 자극전도장애

× 심각한 심부전

△ 기초심질환

△ 경도의 자극전도장애

△ 뚜렷한 동성 서맥

△ 심각한 간 · 신장기능장애

△ 저혈압

△ 파킨슨증후군

△ 혈청 칼륨 저하

△ 항부정맥제

△ 고령자

! Lidocaine hydrochloride

! Procainaimde hydrochloride

! 약물대사효소(CYP1A2 및 2D6) 저해제

! 강압제

! Morphine

! Cimetidine

! Theophylline

! Rifampicin

! Phenytoin

! 요알칼리화 · 산성화 약

③ 신경장애성 질환 치료제

〈항울제〉

Amitriptyline hydrochloride, Nortriptyline hydrochloride

× 녹내장

× 심근경색 회복 초기

× 요폐 환자

× 모노아민산화 효소저해제(파킨슨병 치료제)

△ 배뇨곤란

△ 안압항진

△ 갑상선기능항진증

△ 간질 환자

△ 조울증 환자

△ 뇌의 기질장애, 정신분열증 환자

! 콜린작동제

! 강압제

! Adrenaline 작동제

! Warfarin potassium

! 혈당강하제

! 중추신경억제제

! 칼륨 제제

! Tramadol hydrochloride

! SSRI

! Sodium valproate

! 약물대사효소(CYP3A4, CY2D6) 저해제

! 약물대사효소(CYP3A4) 유도 작용이 있는 약제 · 식품

! 음주

! 항콜린작동제

! ST 합제

Milnacipran hydrochloride

× 폐환자

× 모노아민산화 효소저해제

△ 배뇨곤란

△ 조울증 환자

△ 녹내장

△ 심장질환

△ 간기능장애

△ 신장기능장애

△ 경련질환

△ 자살 우려 · 자살기도의 기왕력

△ 고령자

! 알코올

! 중추신경 억제제 · Barbiturate

! 강압제 · Clonidine hydrochloride 등

! Lithium carbonate

! 5-HT1B/1D 수용체 작동제

! Digoxin

! Adrenaline · Noradrenaline

〈Gabapentin〉

△ 신장기능장애

△ 고령자

! 제산제(aluminium hydroxide gel, magnesium hydroxide)

! Morphine

〈Oxycodone hydrochloride hydrate 서방제, Codeine phosphate, Morphine sulfate hydrate 서방제〉

× 심각한 호흡 억제

× 기관지 천식

× 만성 폐질환에 속발하는 심부전

× 경련 상태

× 마비성 장폐색

× 심각한 간장애

× 출혈성 대장염

× 아편 알카로이드 과민증

△ 심기능장애 · 저혈압

△ 호흡장애

△ 간 · 신장기능장애

△ 뇌의 기질적 장애

△ 쇼크

△ 대사성산증

△ 갑상선기능저하증

△ 부신피질저하증

△ 약물 · 알코올 의존의 기왕력

△ 고령자

△ 배뇨장애

△ 기질적 유문 협착 또는 최근의 소화관 수술

△ 경련의 기왕력

△ 담낭 · 담석증 · 췌장염

△ 심각한 염증성 장질환

! 중추신경 억제제

! 모노아민산과 산소 저해제

! 삼환계 항울제

! β-차단제

! 항콜린 차단제

! Warfarin potassium

! 음주

〈Lidocaine hydrochloride〉

× 심각한 자극전도장애

× 아미드형 국소마취제 과민증

△ 뚜렷한 동성 서맥, 자극전도장애

△ 심각한 간기능장애

△ 고령자

! Cimetidine

! Metoprolol tartrate

! Nadolol

! Propranolol hydrochloride

! Ritonavir

! Fosamprenavir calcium hydrate

! Atazanavir sulfate

! 망종화(St. John's wort) 함유 식품

! Class III 항부정맥제

〈Dextromethorphan hydrobromide hydrate〉

× 모노아민 산화효소 저해제

! 약물대사효소(CYP2D6) 저해제

〈우두바이러스 접종 집토끼염증 피부 묘출액(an extract from inflammatory rabbit skin inoculated by vaccinia virus)〉

! Morphine

! Benzazocine계 진통제

! 삼환계 항울제

! 해열진통소염제

! Minor tranguilizer

! Barbiturate계 마취제

! 국소마취제

④ **스테로이드(prednisolone)**

! Barbiturate 계제

! Phenytoin

! Rifampicin

! Salicylic acid

! 항응고제

! 경구 당뇨병제

! 인슐린

! Teceleukin

! 이뇨제

! Cyclosporin

! 매크로라이드계 화합물

! 비탈분극성 근이완제

! 활성형 비타민 D_3 제제

⑤ 근이완제

〈Eperison hydrochloride〉

△ 약물과민증

△ 간장애

! Methocarbamol

〈Tizanidine hydrochloride〉

× Fluvoxamine maleate, Ciprofloxacin

× 심각한 간기능장애

△ 간 · 신장기능장애

! 강압제

! 중추신경억제제

! 알코올

! 항부정맥제

! Cimetidine

! 뉴퀴놀론계 항생제

! 황체 · 난포호르몬제, 경구피임제

! Ticlopidine hydrochloride

〈Chlorphenesin carbamate ester〉

× 간장애

× Methocarbamol 등 유사화합물 과민증

금기(X) · 신중투여(△) · 병용주의(!)

! Phenothiazine계

! 중추신경억제제

! 모노아민산화효소 저해제

! 음주

〈Tolperisone hydrochloride〉

! Methocarbamol 등 유사화합물 과민증

! 아미노글리코시드계 약제

⑥ 근경련 치료제(작약감초탕)

× 알도스테론증

× 근육병

× 저칼륨혈증

! 루프 · 티아지드계 이뇨제

! 감초 · Glycyrrhetinic acid 제제

신경손상 · 교액성 신경장애 기타 말초신경장애 치료제 (mecobalamin)

개요

Mecobalamin은 보효소형 비타민 B_{12} 제제이며 기타 B_{12} 제제에 비해 신경조직으로의 이행성이 뛰어나다. 생화학적으로는 메틸기 전이 반응에 의해 핵산 · 단백 · 지질대사를 촉진하여 장애된 신경조직을 수복한다. 당뇨병성 신경장애, 다발신경염 등의 말초성 신경장애, 특히 저림감, 통증, 마비에 대해 이중맹검시험에 의해 유효성이 확립된 약제이다.

부작용

식욕부진, 오심 · 구토, 설사, 발진, 위부불쾌감

당뇨병성 신경장애 치료제

개요

Eparlestat hydrochloride

당뇨병성 신경장애에 대한 대표적인 내복 치료이다. 알도스 환원효소를 특이적으로 저해하여 신경내 sorbitol의 축적을 억제하는 것에 의해 당뇨병성 신경장애의 자각증상(저림감 · 통증) 및 신경기능이상(진동각 이상 · 심박수 변동)을 개선한다.

Mexiletine hydrochloride

경구 Lidocaine으로 부정맥 치료제이지만 통증을 동반한 당뇨병성 신경장애에 적응이 확대된 약제이다. 자발통 · 저림감 등의 신경장애에 의한 자각증상의 개선에 효과가 있다.

실제 사용법

Eparlestat hydrochloride

당화 헤모글로빈 수치가 높은 환자에 대해 적용을 고려하여 HbA_{1C} 수치 7.5% 이상을 기준으로 한다.

불가역적인 기질적 변화를 수반하는 당뇨병성 말초신경장애의 환자에서는 효과가 확립되어 있지 않다.

12주간 투여하여 효과가 나타나지 않는 경우에는 다른 적절한 치료로 변경한다.

Mexiletine hydrochloride

150mg/day의 복용으로 시작한다. 효과의 발현이 빨라 수일 이내에 효과가 나타난다. 효과가 나타나지 않는 경우, 3~4일에서 300mg/day로 증량한다. 2주일 이상 투여로 효과가 나타나지 않는 경우는 중지한다.

신중 투여 항목 · 병용 주의 약제가 많다.

부작용

Eparlestat hydrochloride

간기능장애, 황달, 간부전, 혈소판감소, 발진, 소양, 복통, 메스꺼움, 설사, 식욕부진, 변비, 요량 감소, 빈뇨, 권태감, 현기증, 경직, 부종, 열감, 빈혈 등

Mexiletine hydrochloride

위장장애, 떨림, 현기증, 저림감, 과민증, 무력감, 환각 · 착란, 심실빈박, 신부전, 간기능장애, 간질성 폐렴, 중독성 표피괴사증, 피부점막안증후군, 홍피증

신경장애성 통증 치료제

개요

세계통증학회(international association for study of pain, IASP)에 있어서 신경장애성

통증은 신경계의 질환 또는 기능이상에 의해 처음 생긴 통증이라 정의되고 있으며 말초성과 중추성의 것이 있다. 말초성의 것에는 외상성 신경손상 외에 교액성 신경장애, 압박에 의한 신경 · 신경근장애, 절단 후의 단단통 · 환자통, 허혈성 신경염, 다발성 신경염(선천성, 대사성, 염증성, 아밀로이드증 등), 대상포진 · 대상포진 후 신경통 등이 있다. 세계통증학회의 신경장애성 통증 전문위원회에 있어서 주로 대상포진 후 신경통과 당뇨병상 신경염에 대한 약제 효과를 검토한 결과 제1선택의 치료제로서 삼환계 항울제, 세로토닌 노르아드레날린 재흡수 저해제(serotonin noradrenaline reuptake inhibiter, SNRI), Gabapentin, 제2선택의 치료제로서 Opioid, Tramadol hydrochloride, 제3선택의 치료제로서 항간질제, 삼환계 이외의 항울제, Mexiletine hydrochloride, NMDA 수용체길항제가 권장되고 있다.[1~3] 수면장애가 있는 경우는 수면 유도제도 병용한다.

분류

항울제

중추신경내의 노르아드레날린 · 세로토닌의 재흡수를 차단하여 하행성 통증 억제신경의 작용을 증강시켜 진통 효과를 나타내는 삼환계 항울제가 자주 사용된다. 항울제에 의한 진통작용은 우울 상태를 개선하는 것보다도 소량이며 작용의 발현이 빠르다고 한다.[4] 또한 우울 상태의 유무에 관계없이 작용하지만,[5] 만성 통증 질환은 우울을 합병하는 경우가 많으며 본래의 항울 작용도 효과적이다. 사환계 항울제나 선택적 세로토닌 재흡수 저해제(SSRI)의 진통 효과는 약하다. SNRI는 항울제로서 그 작용이 강하며 효과발현도 빠르고 진통작용도 강하다고 한다. 항콜린작용에 의한 부작용이 적으며 심독성도 약하다. 일본에서는 Milnacipran hydrochloride을 사용할 수 있다.

항경련제(Gabapentin)

2006년에 승인된 항경련제이다. 전위의존성 칼슘채널을 차단하는 것으로 통증 전달을 저해한다. 대부분이 대사되지 않으므로(신장에서 배설됨) 다른 약제와의 상호작용이 적다.

Opioid

Opioid 수용체에 작용하여 시냅스 전달을 억제하여 진통작용을 발현한다.

경구제와 패치 제제가 있다. 마약이며 사용에는 신중을 요하지만 암이나 육종에 의한 말초신경의 압박장애성 통증에 관해서는 적극적으로 사용한다. 경도~중등도의 통증에 대해서는 Codeine phosphate hydrate 등 약 Opioid를 사용하여 중등도~고도의 통증에 대해서는 Morphine sulfate hydrate, Oxycodone hydrochloride hydrate 등 강 Opioid를 사용한다.[6)]

항부정맥제

▶ Lidocaine hydrochloride

나트륨 채널을 차단하여 말초신경이나 후근신경절에 발생하는 신경의 이상 흥분을 선택적으로 억제한다. 또한 척수, 상위에서의 침해수용성 전달의 선택제거 억제에 의한 진통효과를 발현한다.

급성통에 유효성이 높으며 속효성이 있으므로 나트륨 채널 차단에 의한 진통 효과의 판정에 사용된다.

▶ Mexiletine hydrochloride

항부정맥제이며 작용 기전은 Lidocaine hydrochloride과 같다. 경구투여가 가능하다. 당뇨병성 신경장애 부분을 참조.

NMDA 수용체길항제(dextromethorphan hydrobromide hydrate)

침해수용기의 감작을 억제하여 진통 효과를 발현한다. 진해제인 Dextromethorphan hydrobromide hydrate은 마취제인 Ketamine hydrochloride과 동일기전의 약제이지만 Ketamine hydrochloride에서 나타나는 악몽 등의 불쾌한 정신 증상은 나타나지 않는다.

Neurotropin

우두바이러스 접종 집토끼 염증피부 묘출액(an extract from inflammatory rabbit skin inoculated by vaccinia virus)이다. 모노아민 하행성 통증억제계의 활성화 작용, 침해자극 국소에 있어서 기염 물질인 브라디키닌의 유리억제작용, 말초순환개선 작용에 의해 진통 효과, 특히 통각과민의 개선 및 발증억제 효과를 나타낸다. 대상포진 후 신경통에서는 발증 후 6개월 이상 경과한 환자가 대상이다.

실제 사용법

항울제

『우울증 치료에 이용하는 약제이지만 중추성으로 작용하여 진통 효과가 있으므로 통증을 경감시킬 목적으로 이용한다』는 것을 설명한다. 안전성을 고려하여 부작용이 나타나지 않도록 저용량으로 시작하여 진통 효과와 부작용의 발현을 관찰하면서 증량해간다.

▶ 삼환계 항우울제(amitriptyline hydrochloride, nortriptyline hydrochloride)

반감기가 길으로 1일 1회 취침 전에 투여한다. 10~25mg으로 시작하여 3~7일 간격으로 10~25mg 증량해간다. 취침 전 투여만으로 효과의 지속이 불충분한 경우는 50~150mg을 2~3회로 나누어 투여한다. 최대투여량은 150mg/day이다. 고령자에는 1/2~1/3만 투여하는 것이 좋다. Amitriptyline hydrochloride보다 Nortriptyline hydrochloride가 부작용이 적다.

▶ SNRI(milnacipran hydrochloride)

25mg/day로 시작하여 효과가 나타날 때까지 점증한다. 최대투여량은 100mg/day(고령자는 60mg/day)이다. 1일 2회로 나누어 식후에 투여한다.

항경련제(gabapentin)

100~300mgdm 취침 전 1회 투여로 시작한다. 효과가 나타날 때까지 1일~1주일 마다 증량한다. 1일 3회 투여이며 야간의 투여량을 늘려 900~2,400mg/day까지 증량한다.

Opioid

환자에게 마약을 투여하는 것을 말하고 마약 복용의 주의점을 철저하게 설명한다.
소량으로 시작해 진통 작용 · 부작용을 보면서 점증한다.

▶ Codeine phosphate

20mg을 1일 3~4회(매 식후, 취침 전)부터 개시해 진통작용 · 부작용을 보면서 점증한다.

▶ Morphine sulfate hydrate 서방제

1회 10mg을 1일 1~2회로 시작하여 진통작용 · 부작용을 보면서 점증한다.

▶ Oxycodone hydrochloride hydrate 서방제

1일 5~20mg을 1일 2회 투여하여 진통작용 · 부작용을 보면서 점증한다.

항부정맥제

▶ Lidocaine hydrochloride

1~1.5mg/kg 정맥투여한다. 1분간 1~2mg의 속도로 정맥주사, 필요에 따라 투여 속도를 빠르게 해도 좋지만 1분에 4mg까지로 한다. 심전도의 감시하, 혈압 측정하에 투여한다.

▶ Mexiletine hydrochloride

당뇨병성 신경장애 부분을 참조한다.

NMDA 수용체 길항제(dextromethorphan hydrobromide hydrate)

15~30mg을 1일 1~4회 투여한다.

우두바이러스 접종 집토끼 염증 피부묘출액(an extract from inflammatory rabbit skin inoculated by vaccinia virus)

1일 4(~6)정을 2(~3)회로 나누어 투여한다. 효과가 나타나지 않는 경우에는 무턱대고 투여를 지속하지 않도록 주의한다. 부작용이 거의 없다.

부작용

항울제

▶ Amitriptyline hydrochloride, Nortriptylinehydrochloride

졸음, 구갈, 오심 · 구토, 식욕부진, 요폐, 간기능장애, 골수억제, 기립성 고혈압, 혈압 상승, 두근거림, 부정맥, 심근경색, 환각 · 섬망 · 정신착란, 떨림 등 파킨슨병 증상, 마비성 장폐색

▶ Milnacipran

오심 · 구토, 기립성 고혈압, 졸음, 현기증, 두통, 떨림, 시조절장애, 조증으로 변함, 초조감, 근긴장항진, 파킨슨병 증상 등 추체외로 증상, 발진, 소양감, 구갈, 변비. 미각 · 혀 이상, 식욕부진, 간기능장애, 신장기능장애, 권태감, 성기능이상

Gabapentin

졸음, 현기증, 부종, 두통, 복시, 권태감, 백혈구 감소, 급성 신부전, 간기능장애, 안진, 눈의 이상감, 발진 · 소양, 오심 · 구토, 식욕부진, 변비, 설사, 경련, 실조, 신경과민, 착란, 불면, 불안

Opioid

변비는 반드시 발생하고 Sennoside, Sodium picosulfate hydrate 등의 완화제를 예방적으로 투여, 증감한다.

메스꺼움 · 구토는 약 50%에서 생긴다. Prochlorperazine, Haloperidol 등의 제토제를 1일 3회 예방적으로 투여한다. 1~2주일로 경감하는 경우가 많으므로 증상에 따라 1일 2~1회로 감량해간다. 또한 투여 개시 시, 증량 시에 졸음에 주의한다. 가벼운 경우는 경과 관찰하지만 반응이 나쁜 경우, 감량하거나 투여 간격을 연장한다. 과량의 경우, 호흡억제가 생길 위험이 있다.

Codeine phosphate, Morphine sulfate hydrate 서방제, Oxycodone hydrochloride hydrate 서방제

졸음, 변비, 메스꺼움 · 구토, 호흡억제, 두통, 현기증, 설사, 식욕부진, 위부불쾌감, 소양, 권태감, 의존성, 착란, 기관지경련, 후두부종, 마비성 장폐색, 간기능장애, 부정맥, 혈압 변동, 시조절장애, 발한, 배뇨장애, 발진 · 소양감

Lidocaine hydrochloride

섬망, 현기증, 이명, 졸음, 다행감(euphoria) 구어장애, 의식장애, 떨림 · 경련, 혈압 저하 · 쇼크, 저림감

Dextromethorphan hydrobromide hydrate

졸음, 발진, 현기증, 두통, 변비, 식욕부진, 오심 · 구토, 과민증, 쇼크, 호흡 억제

우두바이러스 접종 집토기 염증 피부 묘출액(an extract from inflammatory rabbit skin inoculated by vaccinia virus)

과민증, 위부불쾌감, 졸음, 현기증, 부종

복합성 국소통증증후군(complex regional pain syndrome, CRPS) 치료제

개요

일본에서 다시설연구가 실시되어 2008년 일본 독자적인 CPRS(complex regional pain syndrome) 판정 지표가 작성되었다.[7] CRPS는 병태가 다채롭고 증례 수가 적으므로 확립된 치료법은 아니지만 그 유효성은 많이 보고되었다. 통증의 호소가 강하며 NSAIDs의 투

여가 만연하게 실시되고 있지만 일반적으로는 효과가 없다. 신경장애성 통증에 준해 약제 투여를 하고 진통 효과가 나타나는 약을 찾아 투여한다.[8] 단지 약제 투여만 하는 것이 아니라 차단의 병용이나 재활에 의한 기능장애로의 치료 등을 조합한 적극적인 치료법을 실시해갈 필요가 있다. 단기간의 스테로이드 내복 투여,[9] 또는 국소정맥내 마취와 조합하여 manipulation도 동시에 실시하는 스테로이드 정맥 투여도 효과가 있다고 보고되고 있다.[10]

스테로이드〔Prednisolone(상품명: predonine)〕

CRPS type I이 의심될 때, 또는 조기에 투여하여 기간 한정으로 사용한다.[9]

0~1주일: Predonine 10mg 아침저녁 2회 7일간

1~2주일: Predonine 5mg 아침저녁 2회 7일간

2~3(4)주일: Predonine 5mg 아침 7~14일간

부작용

스테로이드(prednisolone)

감염증의 유발 · 악화, 골두괴사, 골다공증, 부신피질기능부전, 소화관출혈 · 궤양, 당뇨병의 유발, 악화, 정신조절 · 우울 · 경련 등 정신 증상, 백내장, 녹내장, 시력장애, 실명, 혈전증, 울혈성 심부전, 부정맥, 심근경색, 고혈압, 고지혈증, 저칼륨혈증, 요관결석, 요중칼슘배설 증가, 췌장염, 간기능장애, 설사, 오심 · 구토, 위통, 색소침착, 다모, 피부위축, 피하출혈, 발한이상, 생리불순, 백혈구증가 등,

근이완제

개요

경견완증후군, 견관절주위염, 요통증, 퇴행성 척추증 등의 근긴장장태를 개선한다.

Eperisone hydrochloride

골격근의 긴장항진 완화, 혈류개선작용, 혈류에서의 통증 반사 억제

Tizanidine hydrochloride

중추성 $\alpha 2$ 자극제로 척수 및 척수 상위 중추에 작용

Chlorphenesin carbamate

척수시냅스 반사의 뉴런을 선택적으로 차단

Tolperisone hydrochloride

척수 시냅스 반사의 억제, 경직 완화

Afloqualone

척수 시냅스 반사의 억제

부작용

Eperisone hydrochloride

졸음, 탈력감, 휘청거림, 불면, 두통, 사지의 저림, 오심 · 구토, 식욕부진, 위부불쾌감, 복통, 설사, 구갈, 열감, 발진

Tizanidine hydrochloride

졸음, 현기증, 휘청거림, 탈력감 · 권태감, 두통, 오심, 식욕부진, 위부불쾌감, 구갈, 복통, 설사, 발진, 피부소양감, 쇼크, 혈압 저하, 심부전, 호흡장애, 간기능장애

Chlorphenesin carbamate

졸음, 현기증, 휘청거림, 메스꺼움, 복통, 소화불량, 발진, 두통, 탈력, 부종 · 종창감

Tolperisone hydrochloride

현기증, 휘청거림, 탈력감, 권태감, 식욕부진, 위 · 복부불쾌감, 오심 · 구토, 설사, 복통, 간기능장애, 쇼크, 호흡장애

Afloqualone

졸음, 현기증, 휘청거림, 오심 · 구토, 복통, 위부불쾌감, 발진, 소양, 탈력감, 권태감

근경련치료제(작약감초탕)

근이완제 외에 한방약인 작약감초탕도 좋다. 작약감초탕은 급격하게 일어나는 근육의 경련성 통증 및 복부 선통에 효과가 있다.

통증 발작 시에 1~2복을 뜨거운 물에 녹여 복용. 20분 정도에서 효과가 나타난다. 야간 취침 시의 반복된 근경련에 대해서는 취침 전에 1복 복용한다. 장기간 복용하지 않는다.

>> 제네릭 의약품

Mecobalamin(상품명: methycobal 세립, 정, 주사 vancomin 근육주사)

정제: Comesgen, Chiokinate, Vancomin, Mecobamide, Mecobalamin, Methycool, Methycobide, Youcobal, Reticolan
캡슐: Cobametin, Chiokinate, Hitocobamin M, Mecolamin
주사: Isecobamin, Cosmegen, Hitocobamin M, Beecoba M, Roumis

Eparlestat hydrochloride(상품명: kinedak 정)

정제: Eabeth, Epatat, Epldose, Epares, Kinaldose, Kineadorr, Kinegluco, Kinestat, Kinex, Kineldar, Calmac, Cyloft, Diabepachy, Pareltac, Monedax

Mexiletine hydrochloride(상품명: mexitil 캡슐)

정제: Toy, Mexirate
캡슐: Cirumimeru, Poeruten, Mexibal, Mequitolide, Mekiratin, Metorekicin, Meldest-Melate, Mobalen

Amitriptyline hydrochloride(상품명: tryptanol)

정: Amiplin, Normaln

Dextromethorphan hydrobromide hydrate(상품명: medicon 정)

Astomari, Sisaal, Dextophan, Detomefan, Hihustan, Hihustan M, Mezec

우두바이러스 접종 집토끼 염증 피부 묘출액(상품명: neurotrophin)

Nabutopin, Nolport, Rosemorgen

Eperisone hydrochloride(상품명: myonal)

과립: Akitonal
과립, 정: Epenard
정: Atines, Epeso, Eperisser, Eperinal, Epel, Evonton, Envoy, Sunbazon, Tolmynal, Homerlight, Myonabase, Myoperison, Myorelark, Rinpral

Tizanidine hydrochloride(상품명: ternelin 과립, 정)

과립: Zanpeak
정: Astonelin, Enchinin, Gibonz, Zanpeak, Sevretin, Tizanin, Tizanelin, Tirolbit, Tetorinen, Telzanine, Terrelark, Mekitack, Motonalin

Chlorphenesin carbamate ester(상품명: rinlaxer)
정: Kalsont, Colicool, Korispar, Steacol, Suru-kitt
Tolperizone hydrochloride(상품명: tolperizone hydrochloride)
정: Topownan, Nichiperison, Besnoline
Afloqualone(상품명: arofuto)
정: Airomate, Anapolet, Aflospan, Aflozon, Arostowa, Anmetolon, Ohsiat

【참고문헌】

1) Dworkin RH, et al : Pharmacogic management of neuropathic pain ; evidence-based recommendation. Pain, 132 : 237-251, 2007.
2) Finnerup NB, et al : Algorithm for neuropathic pain treatment ; an evidence based proposal. Pain, 118 : 289-305, 2005.
3) 長櫓　巧, ほか : 神経障害性疼痛に対する薬物療法. 整・災外, 52 : 543-551, 2009.
4) Onghena P, et al : Antidepressant-induced analgesia in chronic non-malignant pain : a meta-analysis of 39 placebo-controlled studies. Pain49 : 205-219, 1992
5) Fishbain DA, et al : Do antidepressants have an analgesic effect in psychogenic pain and somatoform pain disorder? : a meta-analysis. Psychosom Med, 60 : 503-509, 1998.
6) 世界保健機関編（武田文和訳）: がんの痛みからの解放—WHO 方式がん疼痛治療法, 第 2 版, 金原出版, 1993.
7) 西浦康正, ほか : CRPS の診断・治療における最近の知見. 整・災外, 52 : 663-669, 2009.
8) 小幡英章, ほか : CRPS の薬物療法 : ガバペンチンと抗うつ薬. ペインクリニック, 29 : 1189-1197, 2008.
9) 古瀬洋一 : −私の治療方針−早期ステロイド療法と手術療法の適応. 整・災外, 45 : 1345-1350, 2002.
10) 古瀬洋一 : ステロイド併用局所静脈内ブロック. 骨・関節・靭帯, 9 : 1213-1219, 1996.

CHAPTER 2

말초순환장애, 저혈성 괴사성 질환

기본적인 사용법

① 각 약제의 특징을 파악한다.

② 병태에 따라 유용성이 높은 적절한 약제를 선택한다.

③ 사용 금기 환자 · 신중 투여 환자를 숙지한다.

④ 약물상호작용을 고려한다.

⑤ 환자의 체중이나 전신 상태에 따라 용법 및 용량을 선택하고 효과를 평가하면서 필요가 있으면 용량 등을 변경한다.

⑥ 출혈의 대책을 세운다.

⑦ 기타 부작용을 정기적으로 체크한다.

실제 약제 선택의 예

대상	약제 선택의 예
정맥혈전색전증	Warfarin potassium, Urokinase, Heparin calcium(unfractionated heparin, UFH), Enoxaparin sodium 혹은 Fondaparinux sodium
폐색성 혈전혈관염(Buerger병)	Prostaglandin제제, Aspirin, Warfarin potassium
폐색성 동맥경화증	Warfarin potassium, Aspirin, Ticlopidine hydrochloride
동맥색전증 · 동맥혈전증	Heparin calcium, Warfarin potassium, Prostaglandin제제, Urokinase
레이노병 · 레이노증후군	Nicotinic acid, Isoxsuprine hydrochloride, Tolazoline hydrochloride, Ticlopidine hydrochloride
진동장애	Nicotinic acid, Isoxsuprine hydrochloride, Tolazoline hydrochloride, Prostaglandin제제
반사성 교감신경성 디스트로피	Ketamine hydrochloride, Carbamazepine, 우두바이러스 접종 집토끼 염증피부 묘출액(an extract from inflammatory rabbit skin inoculated by vaccinia virus), 비스테로이드성 소염진통제
림프부종 · 림프혈관	Heparin sodium, Serrapeptase, 요소 연고, Heparin류 유사물질 연고
하퇴궤양	Prostaglandin제제, Tocopherol · Vitamin A 유 연고, Bucladesine sodium 연고
욕창	백당 · Povidone iodine 연고, Silver sulfadiazine 크림, Bucladesine sodium 연고

금기(X) · 신중투여(△) · 병용주의(!)

Warfarin potassium과 Heparin sodium을 예로 들었지만 약제에 따라 다르므로 첨부문서를 확인하기 바란다.

① Warfarin potassium

× 출혈이 있는 환자(혈소판감소성 자반병, 혈관장애에 의한 출혈 경향, 혈우병 기타 혈액응고장애, 월경기간 중, 수술 시, 소화관궤양 등)

× 출혈 가능성이 있는 환자(내장종양, 소화관의 게실염, 대장염, 아급성 세균성 심내막염, 중증 고혈압증, 중증당뇨병 환자 등)

× 심각한 간 · 신장장애가 있는 환자

× 중추신경계의 수술 직후이거나 근래에 외상을 입은 환자

× 본제의 성분에 대해 과민증의 기왕력이 있는 환자

× 임신부 · 임신일 가능성이 있는 여성

× 골다공증 치료용 비타민 K_2 제제 투여 중(menaterenone)인 환자

△ 간염, 설사, 지방흡수부전, 만성 알코올 중독, 울혈성 심부전, 패혈증, 천연성 저혈압이 있는 환자 및 신생아의 비타민 K 결핍 시 등(작용이 증강하는 경우가 있다)

△ 비타민 K 섭취 시 등(작용이 감약하는 경우가 있다)

△ 악성 종양의 환자(병태에서 응혈능의 항진 상태가 되는 경우가 있다)

△ 산욕부(출혈하기 쉬우며 출혈량이 많아지는 경우가 있다)

△ 갑상선기능항진 또는 갑상선기능저하 환자(갑상선기능이상의 환자에서는 병태의 변화 또는 치료 과정에서 갑상선기능이 정상화하여 응혈능이 변화하는 경우가 있으며 그 결과로서 작용이 외관상 감약, 또는 증강할 우려가 있다)

! Warfarin potassium의 작용을 증강시키는 약제 · 식품

- 최면진정제(chloral hydrate, triclofos sodium)
- 항간질제(sodium valproate, hydantoin계 제제)
- 진통해열소염제(aspirin, acetaminophen, ibuprofen, indomethacin, ketoprofen, salicylic acid류, sulindac, piroxicam 등)
- 정신신경용제〔(methylphenidate hydrochloride, 삼환계 항울제, paroxetine hydrochloride hydrate, 모노아민 산화효소(MAO) 저해제〕

- 부정맥용제(amiodarone hydrochloride, propafenone hydrochloride, quinidine sulfate hydrate)
- 이뇨제
- 고지혈증용제(simvastatin, clinofibrate, clofibrate, dextran sulfate sodium, fluvastatin sodium, fibrate계 제제 등)
- 소화성궤양용제(omeprazole, cimetidine)
- 호르몬제(항갑상선 제제, 갑상선 제제, 단백동화 스테로이드 등)
- 치질환용제(tribenoside)
- 혈액응고저지제(heparin sodium, heparin calcium, enoxaparin sodium, fondaparinux sodium 등)
- 혈소판응집억제작용을 갖는 약제(ethyl icosapentate, ozagrel hydrochloride hydrate, clopidogrel sulfate 등)
- 혈전용해제(urokinase 등)
- 기타 항혈전제(건조농축인활성화 protein C, thrombomodulin α, batroxobin)
- 통풍치료제(allopurinol, probenecid, benzbromarone)
- 효소 제제(pronase, bromelain)
- 당뇨병용제(chlorpropamide, tolbutamide 등)
- 항종양제(azathioprine*, mercaptopurine hydrate*, imatinib mesylate, gefitinib, tamoxifen citrate, fluorouracil계 제제 및 그 배합제 등)
- 항생제(penicillin계, cepham계, aminoglycoside계, macrolide계, tetracycline계, quinolone계, sulfonamides 등)
- 항결핵제(isozianid 등)
- 항진균제(itraconazole, fluconazole, miconazole)
- 항바이러스제(항HIV제 등)
- 항원충제(quinine hydrochloride hydrate, metronidazole)
- 기타 약제(ipriflavone, interferon, glucagon, tranilast, leflunomide 등)
- 식품(알코올)

! Warfarin potassium의 작용을 감약시키는 약제 · 식품

- 최면진정제(barbiturate)

- 항간질제(carbamazepine, primidone)
- 정신신경용제(trazodone hydrochloride)
- 고지혈증용제(cholestyramine)
- 부신피질호르몬제
- 항종양제(azathioprine*, mercaptopurine hydrate*)
- 항진균제(griseofulvin)
- 항결핵제(rifampicin)
- 비타민 K 및 비타민 K 함유제(phytonadione, 경장영양제, 고칼로리수액용 비타민제 등)
- 기타 약제(bosentan hydrate 등)
- 식품〔알코올, 낫토 · 클로렐라 등 비타민 K 함유 식품, 망종화(St. John's Wort) 함유 식품〕

*증강, 감소 모두 보고된 바 있다.

② Heparin sudium

× 출혈이 있는 환자(혈소판 감소성 자반병, 혈관장애에 의한 출혈 경향, 혈우병의 기타 혈액응고장애, 월경 기간 중, 수술 시, 소화관궤양 등)

× 출혈 가능성이 있는 환자(내장 종양, 소화관의 게실염, 대장염, 아급성 세균성 심내막염, 중증고혈압증, 중증당뇨병 환자 등)

× 심각한 간 · 신장장애가 있는 환자

× 중추신경계의 수술 직후이거나 근래에 외상을 입은 환자

× 본제의 성분에 대해 과민증의 기왕력이 있는 환자

× 헤파린 기인성 혈소판 감소증(heparin-induced thrombocyropenia, HIT)

△ 고령자에서는 출혈의 위험성이 높아질 우려가 있으므로 신중하게 투여한다

△ 임신 중 투여에 관한 안전성은 확립되지 않았다.

! 항응혈제(출혈 경향을 증강할 우려가 있다)

! 혈전용해제(urokinase 등)(출혈 경향을 증강시킬 우려가 있다)

! 혈소판응집억제작용이 있는 약제(aspirin 등)(출혈 경향을 증강시킬 우려가 있다)

! Tetracycline계 항생제(작용이 감소할 우려가 있다)

! 강심배당체(digitalis 제제)(작용이 감소할 우려가 있다)

! Nitroglycerine 제제(작용이 감소할 우려가 있다)

◆ 심각한 기본적 주의사항

① 혈액응고검사 등의 출혈관리를 충분히 실시해가면서 사용한다.

② 척추 · 경막외마취 또는 요추천자 등과의 병용에 의해 천자부위에 혈종이 생겨, 신경의 압박에 의한 마비가 나타날 우려가 있으므로, 병용할 경우에는 신경장애의 징후 및 증상에 대해 충분히 주의하고 이상이 나타난 경우는 즉시 적절한 처치를 시행한다.

③ 급히 투여를 중지한 경우, 혈전을 발생시킬 우려가 있으므로 서서히 감량한다.

④ 본제의 항응혈작용을 급속하게 중화할 필요가 있는 경우에는 Protamine sulfate을 투여한다(특히 혈액투석, 인공심폐에 의한 혈액체외순환 종료 시에 항응혈작용을 중화하는 경우에는 반도성 출혈이 나타나는 일이 있다).

⑤ 본제 투여 후에 헤파린 기인성 혈소판감소증(HIT)이 나타나는 경우가 있다. HIT는 헤파린 혈소판 제4인자 복합체에 대한 자기항체(HIT 항체)의 출현에 의한 면역학적 기전을 통한 병태이며, 혈소판감소와 심각한 혈전증(뇌경색, 폐색전증, 심부정맥혈전증 등)을 수반하는 것이 알려져 있으므로 본제 투여 후에는 혈소판 수를 측정하여 혈소판 수의 뚜렷한 감소나 혈전증이 의심되는 이상이 나타난 경우에는 투여를 중지하고 적절한 처치를 시행한다. 또한 투여종료 수 시간 후에 HIT가 지연되어 발현한 것의 보고도 있다.

◆ 상호작용

기타 약제와의 상호작용은 가능한 모든 조합에 대해 검토해야 하는 것은 아니다. 항응혈요법 시행 중에 새롭게 다른 약제를 병용하거나 일시적으로 복용을 중단할 경우에는 응혈능의 변동에 주의한다.

◆ 적용상의 주의

본제는 항히스타민제와 시험관내에서 혼합하면 반응하여 침전을 생기게 하는 경우가 있으므로 혼합 주사는 피한다.

◆ 기타 주의사항

① 외래투석환자에서는 천자부의 지혈을 확인하고 나서 집으로 돌아가게 한다.

② 콜레스테롤 결정색전증(CCE)은 대동맥내에 존재하는 죽상경화소가 붕괴 · 유실되어 미세한 콜레스테롤 결정이 전신 장기의 색전을 일으키는 것에 의해 발증한다고 여겨지고 있는데 그 주요원인은 혈관내 카테터 조직으로 의심되지만, Heparin 등의 항응고요법이 유인이 되어 발증한다고도 보고된다.

③ HIT 발현 시에 출현하는 HIT 항체는 100일 정도면 소실~저하한다는 보고가 있다.

개요

말초순환장애는 급성 및 만성의 혈관 병변에 의해 발증한다. 각 질환의 병태에 의해 치료법이 다르므로 병태를 정확하게 파악해두는 것이 중요하다. 말초순환장애 · 괴사성 질환의 약물요법은 항혈소판제나 항트롬빈제, 혈전용해제 등의 항혈전제가 주체가 되는데 각 질환의 병태에 따라 그 치료법은 다르다.

분류

분류 포인트

- 항혈전제 중에서 항혈소판제와 항트롬빈제는 일차지혈저해제, 응고인자 활성에 대한 저해제와 정상응고인자량을 저하시키는 것으로 응고활성을 조절하는 약제는 이차지혈저해제로 분류되어 있다.
- Urokinase형 Plasminogen activator와 조직형 Plasminogen activator는 혈전용해제로 분류되고 있다.
- 궤양과 욕창의 치료 전반에는 감염 억제와 괴사조직 제거를 목적으로 한 약제를 이용하여 치료 후반에는 육아조직(Plasminogen activator)형성을 목적으로 한 약제를 이용한다.

작용기전에 의한 분류는 **표 1, 2**에 나타낸다.

표 1 항혈전제의 분류

약제명		일반명
혈액점도 저하제		Batroxobin
1차 지혈저해제	항혈소판제	Aspirin Sarpogrelate hydrochloride Ethyl icosapentate Beraprost sodium Ticlopidine hydrochloride Clopidogrel sulfate Cilostazol Ozagrel Hydrochloride hydrate 등
	항트롬빈제	Argatroban hydrate
2차 지혈저해제	응고인자활성에 대한 저해제	Heparin sodium Dalteparin sodium Heparin calcium Parnaparin sodium

2차 지혈저해제	응고인자활성에 대한 저해제	Reviparin sodium Gabexate mesilate Nafamostat mesilate Danaparoid sodium 건조농축인 Antithrombin III 건조농축인활성화 Protein C 등
	정상응고인자량을 저하시키는 것으로 응고활성을 조절하는 약제	Warfarin potassium
혈전용해제	Urokinase형 Plasminogen activator	Urokinase
	조직형 Plasminogen activator	Alteplase Monteplase 등

표 2 궤양 · 욕창 치료제

치료 전반	감염억제 목적	백당 · Povidone iodine 연고 Silver sulfadiazine 크림 Iodine 연고 Fradiomycin sulfate 등
	괴사조직제거 목적	Bromelain 연고 Dextranomer 등
치료 후반	육아조직형성 목적	Tretinoin tocoferil 연고 Bucladesine sodium 연고 Alprostadil alfadex 연고 Trafermin 분무제 Lysozyme hydrochloride

약물요법의 실제

이 장에서는 최근 증가세를 보이고 있어 그 예방법이 주목되고 있는 정맥혈전색전증과 종래부터 대표적 질환인 레이노병 · 레이노증후군에 대해 서술한다.

정맥혈전색전증(VTE)

폐혈전색전증(pulmonary thromboemblism, PTE)과 심부정맥혈전증(deep vein thrombosis, DVT)을 합하여 정맥혈전색전증(venous thromboemblism, VTE)이라 불리고 있다. 몇 가지의 원인으로 정맥에 생긴 혈전을 원인으로 하는 관류장애이다. 골반 · 하지의 DVT가 임상적으로 문제가 될 때가 많다. 하지에서는 혈전의 형성부위에 의해 슬와정맥보다 근위에 생기는 근위형과, 원위에 생기는 말초형으로 분류된다.

폐색전(pulmonary embolism, PE)이 생기지 않는 말초형 DVT에 대한 약물요법에는

Warfarin potassium 경구 투여에 의한 항응고요법이 이용된다. 일반적으로 3~5mg/day로 시작해 international normalized ratio of prothrombin time(PT-INR)과 트롬보 테스트(thrombo-test, TT%)를 정기적으로 체크한다. PT-INR 2.0, TT%가 20% 정도가 되도록 내복량을 조정한다. 투여 시작부터 수일간은 매일 체크하는 것이 바람직하다.

근위형 DVT는 PE의 위험성이 높다. 약물요법은 우선 Urokinase 정맥주사 전신 투여에 의한 선용요법을 실시하며 그 후에 Warfarin potassium 경구투여에 의한 항응고요법을 실시한다. PE의 위험이 높은 경우에는 하대정맥 필터의 유치나 카테터에 의한 선용요법을 고려한다. Urokinase는 초기에는 1일 6만~24만 단위를 5% 포도당액에 용해하여 1~2시간에 정맥주사하고 이후 점감하여 약 7일간 계속해서 정맥주사를 놓는다. Heparin sodium의 지속정맥주사을 병용한다. 10,000~15,000단위를 5% 포도당액, 생리식염수 등에 용해하여 24시간 지속 정맥주사을 실시한다. 활성화부분트롬보플라스틴시간(activated partial thromboplastin time, APTT)을 정상 상한의 1.5~2.0배가 되도록 투여량을 조정한다. 치료 시작 후 4일째 되는 날 Warfarin potassium으로 항응고요법을 시작한다. PT-INR이 2.0~2.5, TT가 10~20% 정도가 되도록 투여량을 조정하고, 그 수치에 가까워지면 Heparin sodium은 중지한다.

급성기의 치료 종료 후, 재발 방지를 위해 PT-INR이 1.5~2.0, TT가 15~25% 정도가 되도록 투여량을 조정하여 Warfarin potassium의 내복 치료를 3~6개월간 계속한다.

출혈의 부작용을 예방하기 위해 PT-INR은 4.8 이상, TT는 5%이하가 되지 않도록 주의한다.

레이노병 · 레이노증후군

발작적인 동맥수축에 의해 사지 말초부분의 피부가 창백해지고 정맥의 울혈에 의해 청색증이 생기며 그 후 반응성 충혈, 발적이 생겨 정상적으로 회복하는 것이 특징이다. 그에 수반하는 통증, 작열감, 냉감, 지각둔마를 호소하는데 원인불명인 것을 레이노병, 폐색성 동맥질환, 교원병, 신경장애, 진동병 등의 원인질환이 있는 것을 레이노증후군이라고 한다.

치료는 대증요법이다. 이전에는 주로 혈관확장제가 사용되었지만 혈관확장제는 전신의 혈관을 확장시켜 오히려 악영향을 줄 수 있으므로 최근에는 기타 약제도 이용하는 경향이 있다. 혈관확장제로서는 β 수용체 흥분제인 Isoxsuprine hydrochloride의 내복(30~80mg/day), α 수용체억제제인 Tolazoline hydrochloride의 피하주사(10~80mg/day), Tocopherolnicotinic acid ester의 내복(300~600mg/day)이 쓰여진다. 다른 약제로는 비타민제제인 Nicotine 내복(25~200mg/day), 항혈소판제인 Ticlopidine hydrochloride의 내복(300~600mg/day) 등이 이용된다.

함께 섭취하는 음식이나 음료의 주의점

알코올

알코올은 Warfarin potassium의 작용을 증강한다고 하는 보고가 있는 반면, 감소한다는 보고도 있다.

낫토, 클로렐라 등 비타민 K 함유 식품

낫토나 클로렐라가 Warfarin potassium의 작용을 감소하므로 복용에는 주의를 요한다.

망종화(St. John's work) 함유 식품

이 식품을 섭취하는 것에 의해 약물대사효소가 유도되어 Indinavir sulfate ethonolate(항HIV제), Digoxin(강심제), Cyclosporin(면역억제제), Theophylline(기관지확장제), Warfarin potassium(혈액응고방지제), 경구피임제의 효과가 감소하는 것이 보고되고 있다.

부작용과 그 대책

출혈

Warfarin potassium, Heparin sodium, Aspirin, Urokinase, Enoxaparin sodium, Fondaparinux sodium, Prostaglandin 제제, Ticlopidine hydrochloride 등의 투여에 있어 가장 주의해야 할 부작용으로서 출혈을 들 수 있다. 심각한 출혈로서 소화관출혈, 폐출혈, 뇌출혈, 안저출혈을 들 수 있으며 기타, 잇몸출혈, 코피, 혈담, 피하출혈(혈두 · 멍), 혈뇨, 토혈, 혈변(적~흑변)을 들 수 있다. 충분한 관찰과 적절하게 투여량을 조절하여 실시할 필요가 있다.

쇼크, 아나필락시스양 증상

Heparin sodium, Aspirin, Urokinase, Prostaglandin 제제 등의 심각한 부작용으로서 나타난다. 혈압저하, 의식저하, 호흡곤란, 청색증, 두드러기 등에 주의하고 나타나면 즉시 적절한 처치를 실시한다.

Heparin 기인성 혈소판감소증

미분획, 저분자분획을 포함한 Heparin의 사용 중에 혈소판감소를 초래할 수 있다. 임상상의 특징으로서 혈소판 수가 급격하게 감소하고 Heparin의 투여를 중지하면 혈소판 수가 급속하게 회복된다. 종종 동정맥혈전 · 색전을 합병한다. 정기적으로 혈액검사를 실시할 필요가 있다.

재생불량성 빈혈

Aspirin, Ticlopidine hydrochloride

백혈구 감소

Aspirin, Prostaglandin 제제, Ticlopidine hydrochloride 등

뇌경색, 폐색전증, 심부정맥혈전증

Heparin sodium

천식발작을 유발

Aspirin 등의 소염진통제에서 천식 발작이 유발된다. 30~40세 정도의 여성에게 많다.

피부 증상

대부분의 약제에서 발적, 발진, 피부의 통증, 소양감, 두드러기, 수포, 백반, 피부괴사 등을 들 수 있다. Aspirin에서는 심각한 중독성 표피괴사증, 피부점막안증후군에 주의해야 한다.

탈모

Warfarin potassium, Heparin sodium 등

골다공증, 저알도스테론증

Heparin sodium의 장기투여

심파열

Urokinase를 들 수 있다. 즉시 투여를 중지하고 적절한 조치를 취한다.

부정맥

Prostaglandin 제제, Urokinase 등

혈압저하, 기립성 저혈압

Isoxsuprine hydrochloride(상품명: duvadilan), Tolazoline hydrochloride(상품명: imidalin)

오심, 구토, 설사, 식욕부진

Warfarin potassium, Aspirin, Urokinase, Ticlopidine hydrochloride, Nicotinic acid, Isoxsuprine hydrochloride, Tolazoline hydrochloride, Tocopherol nicotinate 등의 대부분의 약제

간질성 폐렴

Prostagladin 제제, Ticlopidine hydrochloride

소화성 궤양

Aspirin, Ticlopidine hydrochloride

간기능장애

Warfarin potassium, Heparin sodium, Aspirin, Urokinase, Prostagladin 제제, Ticlopidine hydrochloride, Nicotinic acid, Tocopherol nicotinate 등의 대부분의 약제

신장기능장애

Aspirin, Ticlopidine hydrochloride 등

최기형성

Warfarin potassium

다른 요법과의 공존

- VTE의 예방에 있어서는 발증 위험에 따라 항응고요법 외에, 수술 후 빠른 시일내에 자동운동 · 조기 이상(離床), 탄성 스타킹 착용, 간헐적 하지 압박장치, 지속적 타동운동, 하대정맥 필터 설치 등이 실시된다.

- 중등도~중증의 욕창에서는 수술요법을 필요로 하는 경우도 많다. 그 경우도 외용제 등에 의한 약물요법을 병용한다. 수술요법으로 치료의 전반에서는 죽은조직제거술(debridement), 후반에서는 판 · 근피판형성술 등이 실시된다.
- 그밖에 각 질환의 병태에 따라 이학요법, 신경차단, 수술요법이 실시된다

부작용을 일으키지 않기 위한 체크 리스트

- 출혈 → 항응고요법을 실시할 때에는 PT-INR이나 APTT 등을 체크
- 약물상호작용 → Warfarin potassium에는 작용을 증강 · 감소하는 약물이 많으므로 체크
- 쇼크, 아나필락시스양 증상 → 혈압 저하나 의식 저하 등에 주의
  - ✓ Heparin 기인성 혈소판감소증
  - ✓ 재생불량성 빈혈
  - ✓ 백혈구 감소
  - ✓ 뇌경색, 폐색전증, 심부정맥혈전증
- 천식발작을 유발 → Aspirin 등의 소염진통제
- 피부 증상
- 탈모
- 골다공증, 저알도스테론증
- 심장파열
- 부정맥
- 혈압저하, 기립성 저혈압
- 오심, 구토, 설사, 식욕부진
- 간질성 폐렴
- 소화성 궤양
- 간기능장애
- 신기능장애
- 최기형성

>> 제네릭 의약품

일반명	제품명	제네릭 의약품
Warfarin potassium	Warfarin Warfarin K Warlin Warfarin potassium Arefarin	
Heparin sodium	Heparin Heparin mochida Heparin Na lock Hepaflush Heparin sodium Ajinomoto	Deribadex Heparin sodium Pemiroc Hepafrlled
Heparin calcium (unfractionated heparin, UFH)	Caprocin	Heparin calcium
Enoxaparin sodium	Clexane	
Fondaparinux sodium	Arixtra	
Aspirin	Aspirin	
Aspirin 장용제	Bayaspirin	Zenaspirin Aspirin Nichiasprin Aspirin 장용제
Aspirin · 다이아르미네이트	Bufferin	Bassamin Famoter Asphanate Nitogis
Urokinase	Urokinase Uronase	
Beraprost Sodium (Prostagladin 제제)	Dorner Procylin	Belnarl Beruler Prostalin Prodoner Bestrner Berastolin Dornalin Beplarid Prorner Senaprost Beradorlin Prosner
Isoxsuprine hydrochloride	Duvadilan	
Tolazoline hydrochloride	Imidalin	

Tocopherol nicotinate	Juvela N	NE kotani Nicobita-E VE-Nicotinate Vanarl N Nico Kenton NE Toconijust
Nicotinic acid	Nyclin nicotinic acid	
Ticlopidine hydrochloride	Panaldine	Nichistate Ticpilone Beachilon Solozorin Ticlopidine hydrochloride Pharlodine Panapidin Iparazin Dilpender Pietenale Maitozin Soper Paraclodin Patyuna Piclodin
Carbamazepine	Tegretol	Lexin Carbamazepine Telesmin
우두바이러스 접종 집토기염증피부 묘출액(an extract from inflammatory rabbit skin inoculated by vaccinia virus)	Neurotropin	
Serrapeptase	Dasen	Irzaim Aibis Omsen Kejifen Shimatase Nicholase Bazaroin
		Sefratase Rasetida Hishitase Serrapeptase

일반명	제품명	제네릭 의약품
Heparino 유사물질 연고	Hirudoid 크림 · 소프트 연고 · 로션	Besoften 연고 Seleloiz 연고 Hepaderm 연고 Kuradoid 연고 · 로션 Airleet 크림 · 로션 Besoften 로션
요소 연고	Urepearl 크림 · 로션 Pastaron 연고 · 크림 · 로션 Keratinamin 연고	Acetylol 연고 Vegin 연고 Kerabens 연고 Urimox 크림 Urea 크림 Widecall 크림
백당 · Povidone iodine 연고	U-pasta 연고 Sorenurse 연고	Iwadect Sucrode Negmin sugar 연고 Povidrine Dormizin Isodine sugar paste 연고
Sulfadiazine silver 크림	Geben 크림	
Iodine 연고	Cadex 연고 · 외용산 Iodocoat 연고	
Fradiomycin sulfate	Sofratulle	
Bromelain 연고	Bromelain 연고	
Dextranomer	Debrisan paste	
Tretinoin tocoferil 연고	Olcenon 연고	
Bucladesine sodium 연고	Actosin 연고	
Alprostadil alfadex 연고	Prostandin 연고	
Trafermin 분무제	Fiblast 스프레이	
Lysozyme hydrochloride 연고	Reflap 연고 · 시트	

CHAPTER 2

원발성 악성 골·연부종양

기본적인 사용법

① 원발성 악성 골 · 연부종양(육종) 중, 정형외과 영역에 있어서 항종양제에 의한 전신화학요법이 적용이 되는 것으로서 1) 골육종 · Ewing 육종 등의 고악성도 골종양, 2) 주로 소아과 영역에서 치료되는 화학요법 감수성이 높은 횡문근육종 등을 제외하고 성인형의 고악성 연부조직육종을 들 수 있다.

② 골 · 연부 원발의 악성 종양(육종)은 조직형이 다양하며 또한 발증 빈도가 낮으므로 정확한 진단이 어렵고 골 · 연부종양의 전문 시설에서의 치료가 바람직하다.

③ 종양의 종류마다 주로 이용되는 항종양제의 종류를 알아둔다.

④ 항종양제에 공통되는 부작용인 골수억제나 위장장애 외에, 각각의 항종양제에 특징적인 부작용이 있는 것을 알아둔다.

⑤ 각종 항종양제의 부작용을 경감시키기 위해 병용되는 주요 약제의 종류를 알아둔다.

실제 약제 선택의 예

대상	약제 선택의 예
골육종	Doxorubicin hydrochloride(adriamycin)(ADM/ADR/DOX; 상품명: adriacin), Cisplatin(CDDP; 상품명: randa, briplatin), 대량 Methotrexate(HD-MTX; 상품명: methotrexate)(+leucovorin 구원요법 병용)의 3제부터는 Ifosfamide(IFM/IFO; 상품명: ifomide)를 첨가한 4제로 이루어진 다제 병용 화학요법, 기타 second-line 화학요법으로서 etoposide(VP-16/ETP; 상품명: lastet, vepesid), Carboplatin (CBDCA; 상품명: paraplatin) 등
Ewing 육종	Vincristine sulfate(VCR; 상품명: oncovin), Doxorubicin hydrochloride(adriamycin)(ADM/ADR/DOX), Cyclophosphamide hydrate(CPA/CPM; 상품명: endoxan), Actinomycin D(dactinomycin)(ACTD/DACT; 상품명: cosmegen), Ifosfamide(IFM/IFO), Etoposide(VP-16/ETP)의 조합으로 이루어진 다제 병용 화학요법

대상	약제 선택의 예(항종양제)
골원발의 악성 섬유성 조직구종 · 섬유육종 등	골육종에 준하지만 중고령 성인의 경우 Doxorubicin hydrochloride (adriamycin) 보다 심독성이 적은 동유도체인 Pirarubicin(THP; 상품명: pinorubin, therarubicin)이나 Epirubicin hydrocloride(EPI; 상품명: farmorubicin)이 Doxorubicin hydrochloride(adriamycin) 대신 사용되는 경우가 있다.
성인형 고악성 연부조직육종(일반)	Doxorubicin hydrochloride(adriamycin)(ADM/ADR/DOX), Ifosfamide(IFM/IFO), Dacarbazine(DTIC; 상품명: dacarbazine) 등
평활근육종	Gemcitabine hydrochloride(GEM; 상품명: gemzar), Docetaxel hydrate(DOC/TXT; 상품명: taxotere)의 2제 병용 화학요법
혈관육종	Paclitacel(PTX; 상품명: taxol), Interleukin 2 제제(상품명: imunace, celeuk)
투명세포육종	Dacarbazine(DTIC), Nimustine hydrocloride(ACNU; 상품명: nidran), Vincristine sulfate(VCR), Interferon β(IFN β; 상품명: feron)의 4제 조합("DAVI")으로 이루어진 다제병용 화학요법(melanoma에 준하는 regimen)
융기성 피부섬유육종 (재발 · 절제불능 예)	Imatinib mesylate(상품명: glivec)
데스모이드형 섬유종증	Methotrexate(MTX), Vinplastine sulfate(VBL; 상품명: exal), Doxorubicin hydrochloride(adriamycin)(ADM/ADR/DOX), Dacarbazine (DTIC), Meloxiam(상품명: mobic), Celecoxib(상품명: celecox) 등의 선택적 COX-2 저해제, Tamoxifen citrate(TAM; 상품명: nolvadex · Toremifene citrate(상품명: fareston) 등의 항에스트로젠 제제 등

주: 골육종 및 Ewing 육종 이외의 원발성 골 · 연부종양(육종)에 대한 항종양제 화학요법에 대해서는 아직 충분히 표준적 치료로서 확립되어 있지 않은 탐색적인 치료 regimen(보험적용 외 사용)도 많다.

금기(X) · 신중투여(△) · 병용주의(!)

- × 심각한 심기능장애가 있는 환자
- × 심각한 간기능장애가 있는 환자
- × 심각한 신장기능장애가 있는 환자
- × 임신부 또는 임신일 가능성이 있는 환자
- × 중증감염증이 있는 환자
- × 심각한 골수억제 상태에 있는 환자
- × 방사선요법 시행 중인 항종양제 병용은 골수억제를 증강하기 위해 원칙적으로 금기

△ 고령자

△ 심기능장애 또는 그 기왕력이 있는 환자

△ 신장기능장애 도는 그 기왕력이 있는 환자

△ 약제과민증이나 천식의 기왕력이 있는 환자

△ 출혈 경향 · 지혈기능에 이상이 있는 환자

! 대량 Methotrexate(항생제나 NSAIDs 등의 신배설제와의 병용은 금기. 신장장애, 간장애, 흉수 · 복수 저류가 있는 경우도 금기)

! Doxorubicin hydrochloride(심기능장애가 있는 환자에서는 금기)

! Cisplatin(신장기능장애가 있는 환자에서는 금기)

! Cyclophosphamide hydrate〔Pentostatin과의 병용 금기(심독성 증강)〕

! Ifosfamide〔Pentostatin과의 병용 금기(심독성 증강), 심각한 신장 또는 방광장애의 환자에서는 금기〕

! Gemcitabine hydrochloride(문진성 폐렴, 폐섬유증이 있는 환자에서는 금기)

개요

원발성 악성 골 · 연부종양(육종) 중 항종양제에 의한 전신화학요법이 적응이 되는 것은 ① 골육종 · 골악성 섬유성 조직구종 등의 고악성 골종양, ② 소아에서 잘 발생하는 Ewing 육종이나 횡문근육종, ③ 화학요법감수성이 높은 Ewing 육종이나 횡문근육종 등을 제외하고 성인형의 고악성 연부육종이다. 이 중 ②는 소아과(종양 전문)에서 치료되는 경우가 많고, 정형외과 영역에서 치료되는 것은 주로 ①과 ③이다. 골 · 연부 원발의 악성 종양(육종)은 조직형이 다채로우며 발증 빈도가 낮으므로 정확한 진단이 어렵고, 골 · 연부종양의 전문시설에서의 치료가 바람직하지만 일반 정형외과 의사로서도 화학요법에 사용되는 항종양제나 그 관련 약제에 대해 어느 정도 알아두면 유용할 것이다.
또한 전이성 골종양(암의 골전이)에 대한 Opioid를 포함한 각종 진통제의 사용법에 대해서는 별항(p. 115~)을 참고하기 바란다.

분류

분류 포인트

- 항종양제는 작용기전별로 분류된다.
- 대상질환(종양의 종류)마다 일반적으로 사용하는 항종양제의 종류 · 조합은 정해져 있다(『실제 약제 선택의 예』를 참조).
- 항종양제에 공통적인 부작용인 골수억제, 위장장애나 탈수 등 외에 각각의 항종양제에 특징적인 부작용이 있는 것을 알아둔다.
- 항종양제의 부작용을 경감하기 위해 병용되는 주요 약제의 종류를 알아둔다.

항종양제의 작용기전별 분류 및 부작용과 그 대책을 각각 **표 1**, **표 2**에 나타낸다.

표 1 항종양제의 작용기전별 분류

항종양제의 작용기전별 분류	악성 골 · 연부종양에 사용되는 주요 항종양제
알킬(alkylating agents)화제	Cyclophosphamide hydrate, Ifosfamide, Nimustine hydrocloride, Dacarbazine
항생제 안트라사이클린(anthracycline)계 기타	 Doxorubicin hydrochloride(adriamycin), Pirarubicin, Epirubicine hydrochloride Actinomycin D(dactinomycin)
백금 제제	Cisplatin, Carboplatin
대사길항제 엽산 길항제 피리미딘(pyrimidine)길항제	 Methotrexate(lecucovorin 구원 병용 methotrexate 대량요법으로서) Gemcitabine hydrochloride
토포이소머라아제(topoisomerase) II 저해제	Etoposide
미소관 저해제 빈카 알카로이드(vinca alkaloid) 탁산(taxane)	 Vincristine hydrochloride, Vinplastine hydrochloride Paclitael, Docetaxel hydrate
사이토카인(cytokine)	Interferon β, Interleukin2
분자 표적 치료제	Imatinib mesylate

다른 요법과의 공존

골육종을 비롯한 고악성의 원발성 악성 골 · 연부종양(육종)에 대한 화학요법은 어디까지나 외과적 수술요법 및 방사선요법을 조합시킨 집학적 치료체계 중에서 실시되고 있으며 전문병리 의사나 방사선치료 의사 등의 전문 스탭이 있는 골 · 연부종양의 전문시설에서 치료가 실시되어야 한다. 따라서 일반정형외과 클리닉 · 병원에서 악성 골 · 연부종양이 의심되는 증례를 보면 생검을 실시하기 전에 가능한 한 빨리 전문시설에 소개하는 것이 중요하다.

표 2 부작용과 그 대책(부작용 경감을 위한 병용제)

부작용	항종양제	대책(부작용 경감을 위한 병용제)
골수억제	각종 항종양제에 공통	백혈구(호중구) 감소증에 대해 G-CSF 제제(filgrastim; 상품명: gran), Lenograstim(상품명: neutrogin), Nartograstim(상품명: neu-up)을 피하주사 또는 점적 정맥주사 혈소판감소증 · 빈혈에 대해서는 필요에 따라 성분수혈을 실시한다
오심 · 구토	각종 항종양제에 공통	5-HT3 수용체길항제토제(granisetron hydrochloride; 상품명: kytril), Ondansetron(상품명: zofran), Ramosetron hydrochloride(상품명: nasea), Azasetron hydrochloride(상품명: serotone), toropisetron hydrochloride(상품명: navoban), 기타 Metoclopramide(상품명: primperan), 부신피질스테로이드 제제 등을 적절히 병용
방광장애(출혈성 방광염)	Ifosfamide Cyclophosphamide hydrate	Mesna(상품명: uromitexan)
Methotrexate 대량요법 시의 독성 경감		Calcium folinate(상품명: leucovorin) 구원요법(내복 또는 정맥주사) Acetazolamide(상품명: diamox) 내복 또는 근육주사로 소변을 알칼리화한다.
대사산증	Methotrexate Ifosfamide	Sodium hydrogen carbonate(상품명: meylon) 점적내에 더해, 소변의 알칼리화에 의한 약물의 요중 배설 지연을 막는다
Cisplatin 투여 시의 신독성 경검		D-mannitol 병용에 의한 이뇨 촉진
심근장애	Doxorubicin hydrochloride(Adriamycin)	Ubidecarenone(상품명: neuguinon) 내복

제네릭 의약품

항종양제에 대해서도 사용 가능한 제네릭 의약품이 서서히 늘고 있다. 다제 병용으로 사용하는 경우가 많고, 또한 심각한 부작용도 적지 않은 항종양제에 있어서는 임상시험 단계에서의 의약품 데이터가 축적되어 있는 오리지널 약제를 원칙으로 하여 사용하고 싶어하는 전문의도 많지만, 항종양제는 비교적 고가여서 의료경제상의 이유로 문제가 없는 범위에서 제네릭 의약품을 사용하는 빈도는 증가하고 있다. 항종양제를 포함한 제네릭 의약품을 사용할 때에는 사용 후의 부작용이나 실제 효과 등에 따라 확실하게 모니터링해가는 자세가 중요하다.

CHAPTER 2

전이성 골종양

기본적인 사용법

전이성 골종양의 통증 대책

① 원인치료요법은 아니다.

통증완화 등 증상의 개선을 목적으로 하는 약제로, 질환 그 자체를 치료하는 약제는 아니다.

② 분류와 그 특징을 숙지한다.

WHO 3단계 진통제 사다리에 기초하여 각 단계에 속하는 약제와 그 특징을 숙지한다.

③ 유용성이 있는 약제를 선택한다.

WHO 3단계 진통제 사다리에 기초하여 순차적으로 유용한 약제를 선택한다.

④ 환자에 따라 용법, 용량을 선택한다.

⑤ 환자의 전신상태나 약제의 유용성을 정기적으로 체크한다.

동일 약제의 계속 사용에 의해 점차 유효성이 줄어든다.

⑥ 약제의 부작용을 정기적으로 체크한다.

위장장애, 변비, 오심 · 구토, 졸음, 섬망 등의 부작용 대책을 세운다.

⑦ 약제의 상호작용에 유의한다.

척추전이에 의한 마비의 대책

① 원인치료요법은 아니다.

증상의 개선 또는 일시적인 악화 예방을 목적으로 하는 약제로, 질환 그 자체를 치료하는 약제는 아니다. 또한 장기사용은 부적절하다.

② 기타 치료법을 검토한다.

수술, 방사선 치료 등의 원인요법의 옳고 그름을 따져본다.

원발암에 대한 약물요법

① 장기별로 각 암에 따라 유효한 약제가 다르다.

암의 원발소 치료 담당의사에게 상담한다.

② 분류와 그 특징을 숙지한다.

③ 유용성이 있는 약제를 선택한다.

기본적인 사용법

④ 환자에 따라 용법, 용량을 선택한다.

⑤ 환자의 몸 상태나 약제의 유효성과 부작용을 정기적으로 체크한다.

⑥ 약제의 상호작용에 유의한다.

골전이 진행 시의 기타 증상의 대책

① 증상에 유효한 약제를 선택한다.

② 약제의 특징을 숙지한다.

③ 환자에 따라 용법, 용량을 선택한다.

④ 환자의 몸 상태나 약제의 유효성과 부작용을 정기적으로 체크한다.

⑤ 약제의 상호작용에 유의한다.

실제 약제 선택의 예

대상	약제 선택의 예
1. 암성 통증에 대한 개시약	Meloxicam, Naproxen, Etodolac 등의 NSAIDs(진통효과 중간 정도, 지속 중간형)
위궤양이 있는 환자	Acetaminophen, Celecoxib, Meloxicam, NSAIDs, 전구약물(prodrug) 등
신장장애가 있는 환자	Acetaminophen, Meloxicam 등
강력한 효과를 기대	Diclofenac sodium, Indomethacin 등
신속한 효과를 기대	Diclofenac sodium 좌약, Indomethacin 좌약, Loxoprofen sodium hydrate, Mefenamic acid 등
운동시 통증	신속한 효과 약제를 일시적으로 사용
야간통	NSAIDs 좌약(diclofenac sodium 좌약, indornethacin 좌약 등)과 최면제(zopiclone, rilmazafone hydrochloride hydrate, zolpidem tartrate 등)의 병용
2. NSAIDs에서 조절이 불충분한 통증	약 Opioid(codeine phosphate hydrate) 또는 Opioid(morphine sulfate hydrate 서방정, oxycodone hydrochloride 서방정, fentanyl 경피흡수제 등)
돌발적인 통증	Morphine hydrochloride hydrate 액, Oxycodone hydrochloride Hydrate 산, Morphine hydrochloride hydrate 좌약, Morphine hydrochloride hydrate 주사를 일시적으로 사용
극심한 통증 지속	Morphine hydrochloride hydrate, Fentanyl cirtrate 주사, Buprenorphine hydrochloride, Ketamine hydrochloride 등의 지속정맥주사, 지속피하주사
고도의 신장장애가 있는 환자	Oxycodone 서방정, Fentanyl cirtrate 주사, Fentanyl 경피흡수제

3. Opioid로 충분히 조절하기 어려운 통증	Ketamine hydrochloride, 항울제, 항불안제, 항경련제(gabapentin, carbamazepine), Corticosteroid를 Opioid와 병용
심인성 통증을 수반하는 환자	항울제(imipramine hydrochloride, amitriptyline hydrochloride, amoxapine), 항불안제(diazepam, haloperidol, lorazepam, etizolam) 등
경구 섭취가 곤란한 환자	좌약(NSAIDs, morphine hydrochloride hydrate), 경피흡수제(fentanyl), 주사약(morphine hydrochloride hydrate, fentanyl, ketamine hydrochloride: 지속정맥주사, 지속피하주사)
다발성 골전이에 의한 골성 통증을 갖는 환자	Zoledronic acid hydrate, Pamidronate disodium hydrate 등의 Bisphosphonate
4. 다발성 골전이에 의한 고칼슘혈증이 있는 환자	Zoledronic acid hydrate, Pamidronate disodium hydrate 등의 Bisphosphonate
5. 척추 전이에 의한 마비 발증 시 개선 기대	Methylprednisolone sodium succinate, Hydrocortisone sodium succinate 등의 점적 주사
6. Opioid 부작용인 오심, 구토가 있는 환자	Prochlorperazine, Metoclopramide, Domperidone, Haloperidol, Risperidone, Dexamethasone, Diazepam 등
Opioid 부작용인 변비가 있는 환자	Magnesium oxide, Lactulos, Bisacodyl, Sennoside, Sodium Picosulfate hydrate 등
Opioid 부작용인 섬망이 있는 환자	Haloperidol, Risperidone, Chlorpromazine, Diazepam 등
식욕부진이 있는 환자	Prednisolone, Dexamethasone, Betamethasone 등
권태감이 있는 환자	Prednisolone, Dexamethasone, Betamethasone 등
불안, 답답함을 느끼는 환자	Imipramine hydrochloride, Amitriptyline hydrochloride, amoxapine, Clomipramine hydrochloride, Paroxetine hydrochloride hydrate 등
불면이 있는 환자	Zopiclone, Estazolam, Rilmazafone hydrochloride hydrate, Zolpidem tartrate 등

금기(X) · 신중투여(△) · 병용주의(!)

Opioid에 대해 나타낸다. 약제에 따라 다른 사항이 있으며 자세한 것은 첨부문서를 참고하기 바란다.

- × 심각한 호흡억제
- × 기관지천식 발작 중
- × 폐성심
- × 심각한 간장애

금기(X) · 신중투여(△) · 병용주의(!)

× 경련 상태
× 급성 알코올 중독
× 출혈성 대장염
× 아편 알칼로이드 과민증
× 세균성 설사: Oxycodone hydrochloride hydrate
× 혼수상태, 중추신경질환: Fentanyl cirtrate
× 근이완제 금기자: Fentanyl cirtrate
× 패혈증: Fentanyl cirtrate
△ 간기능장애
△ 신장기능장애
△ 심기능장애
△ 폐기능장애
△ 뇌기질장애
△ 쇼크
△ 경련 기왕력
△ 애디슨병(Addison's disease)
△ 담낭 · 장폐색증 수술 후
△ 쇠약자
△ 고령자
△ 영유아
△ 약물의존
△ 대사성산증: Oxycodone hydrochloride hydrate
△ 갑상선기능저하: Oxycodone hydrochloride hydrate
△ 정신질환: Oxycodone hydrochloride hydrate
△ 전립선비대: Oxycodone hydrochloride hydrate
△ 중독염증: Oxycodone hydrochloride hydrate
△ 뇌압항진: fentanyl 경피흡수제
△ 40℃ 이상 발열: fentanyl 경피흡수제

- 중추신경억제제(phenotiazine계, bariturate계 등)
- 흡입마취제(sevofrane 등)
- 삼환계 항울제(imipramine hydrochloride 등)
- MAO 저해제(selegiline hydrochloride 등)
- β-차단제(esmolol hydrochloride 등)
- Buprenorphine hydrochloride
- Zidovudine
- 항콜린제(trihexyphenidyl hydrochloride, metixene hydrochloride 등)
- 쿠마린계 항응고제(warfarin potassium 등)
- 알코올
- Pentazocine: Oxycodone hydrochloride hydrate
- 근이완제(dantrolene sodium 등): fentanyl 경피흡수제
- 항히스타민제(diphenhydramine 등): fentanyl 경피흡수제
- Ritonavir: Fentanyl 경피흡수제
- Amiodarone hydrochloride: Fentanyl 경피흡수제
- Clarithromycin: Fentanyl 경피흡수제
- Fluvoxamine maleate: Fentanyl 경피흡수제
- Diltiazem hydrochloride: Fentanyl 경피흡수제

개요

암의 골전이는 가장 많은 골악성 종양이며, 암골전이에 의한 골관련사상(skeletal related events, SREs)으로서는 통증, 병적 골절, 척수압박에 의한 마비, 고칼슘혈증을 들 수 있다. 그러나 원발성 골종양과 달리 일반적으로는 근치치료는 곤란하며 골관련사상을 개선하여 생활의 질(quality of life, QOL)의 향상을 목적으로 한다. 골관련사상의 개선에는 수술, 방사선치료, 진통제, Bisphosphonate, 스테로이드 등이 이용된다. 본 항목에서는 골관련사상마다의 약물 치료에 대해 기술함과 동시에, 이들의 치료에 있어서 변비, 설사, 오심 ·

구토, 졸음, 섬망 등의 부작용이나, 나아가 골전이의 대부분은 암 말기로서의 권태감, 식욕부진, 불안, 우울상태 등의 대부분의 증상을 가져 빈도 높은 합병증상에 대한 대처법에 대해서도 다룬다.

분류

분류 포인트

- 암의 골전이로 인한 골성 통증에는 Opioid보다 Diclofenac sodium 좌약이 유효한 경우가 종종 있다.
- Codeine phosphate hydrate는 진통작용이 약하므로 WHO의 3단계 진통제 사다리 중 제2단계는 생략되는 경우가 많다.
- Opioid 사용은 변비, 오심 · 졸음 · 섬망 등의 부작용 대책이 관건
- 스테로이드는 다발전이를 포함하는 종말기에는 다양한 증상의 개선이나 식욕증진에 유효. 단, 장기간 다용은 금물이다.

대상의 증상에 따른 분류

표 1 대상의 증상에 따른 분류

대상의 증상에 따른 분류			해당약제	상품명
WHO 진통제 3단계 제1단계 진통제	비Opioid		Acetaminophen	Calonal, Anhiba
		NSAIDs	Meloxicam	Mobic
			naproxen	Naixan
			Etodolac	Hypen, Osteluc
			Zaltoprofen	Soleton
			Celecoxib	Celecox
			Diclofenac sodium	Voltaren
			Indomethacin	Inteban
			Loxoprofen sodium hydrate	Loxonin
			Mefenamic acid	Pontal
WHO 진통제 3단계 제2단계 진통제	약한 Opioid		Codeine phosphate hydrate	Codeine phosphate
WHO 진통제 3단계 제3단계 진통제	Opioid		Morphine sulfate hydrate	MS contin
			Morphine hydrochloride hydrate	Opso, Anpec, Pacif
			Fentanyl cirtrate	Fentanyl 주사액
			Fentanyl 경피흡수제	Durotep MT, Durotep 패치
			Buprenorphine hydrochloride	Lepetan
			Oxycodone hydrochloride Hydrate	Oxycontin, Oxinorm

진통보조제	항울제	Paroxetine hydrochloride Hydrate Clomipramine hydrochloride Imipramine hydrochloride Amitriptyline hydrochloride Amoxapine	Paxil Anafranil Tofranil, Imidol Tryptanol Amoxan
	항불안제	Diazepam Haloperidol Alprazolam Lorazepam Etizolam Bromazepam	Cercine, Horizon Serenace Constan, Solanax Wypax Depas Lexotan, Seniran
	항경련제	Gabapentin Carbamazepine Clonazepam Mexiletine hydrochloride Sodium valproate	Gabapen Tegretol Landsen Mexitil Depakene
	최면제	Zopiclone Estazolam Rilmazafone hydrochloride hydrate Zolpidem tartrate	Amoban Eurodin Rhythmy Myslee
	Corticosteroid	Prednisolone Dexamethasone Betamethasone	Predonine Decadron Rinderon
	NMDA 수용체길항제	Ketamine hydrochloride	Ketalar
골전이 및 전이에 의한 골성 통증의 억제 · 개선	Bisphosphonate	Zoledronic acid hydrate Pamidronate disodium hydrate	Zometa Aredia
척추전이에 의한 마비개선제	스테로이드	Hydrocortisone sodium succinate Methylprednisolone sodium Succinate	Solu-Cortef Solu-medrol
	이뇨 · 항척수부종	Concentrated glycerin · 과당 D-mannitol	Glyceol Mannigen
고칼슘혈증	Bisphosphonate	Zoledronic acid hydrate Pamidronate disodium hydrate	Zometa Aredia
부작용이나 기타 증상	변비약	Sennoside Senna alexandria · Senna Alexandria 열매 Sodium picosulfate hydrate	Pursennid Alosenn Laxoberon

대상의 증상에 의한 분류		해당 약제	상품명
		Magnesium oxide Bisacodyl Lactulose Sodium hydrogen carbonate · Sodium hydrogen phosphate anhydrous	Maglux Teleminsoft Piarle, Monilac New Lecicarbon 좌약
	제토제	Prochlorperazine Metoclopramide Domperidone	Novamin Primperan Nauzelin
	섬망	Haloperidol Risperidone Chlorpromazine Diazepam	Serenace Risperdal Contomin, Wintermin Cercine, Horizon

암의 골전이에 의한 골관련사상인 ① 골성 통증, ② 병적 골절, ③ 척수압박에 의한 마비, ④ 고칼슘 수액, 이 4가지에 대한 약물요법을 골관련사상마다 기술한다.

① 통증

우선 골전이에서는 통증 대책이 가장 중요한 과제이며 WHO 진통제 3단계 사다리에 기초하여 각 단계마다 사용제를 분류한다.

▶ 제1단계: 비Opioid 진통제 = 비스테로이드성 소염진통제(non-steroidal anti-inflammatory drug, NSAIDs), Acetaminophen

통증 대책의 제1단계로서 우선 비Opioid 진통제(NAIDs, acetaminophen)로 시작한다. NSAIDs는 매우 많은 종류의 약제가 있으며, 제형도 정제, 캡슐, 산제, 액, 좌약, 주사제, 그리고 전구약물(prodrug)이나 서방정이 있다. 통증의 원인, 부위, 강도(visual analog Scale, VAS 등으로 평가), 성질(지속통, 돌발적 통증, 움직일 때 통증), 시간대(야간통), 합병증의 유무 등을 고려하여 사용하는 약제의 종류와 제형, 양을 결정한다. 약제 선택의 예를 **표 1**에 나타낸다. 부작용 방지를 위해 NSAIDs는 최대 투여량 이상의 증량이나 복수의 NSAIDs의 병용은 반드시 해야 하는 것은 아니다. NSAIDs 약제의 상세한 것은 NSAIDs 약제 부분(p. 2~)을 참조하기 바란다.

▶ 제2단계: 약한 Opioid제 ± 비Opioid 진통제

비Opioid 진통제에서 통증 조절이 불충분하게 된 경우는 WHO의 3단계 진통제 사다리에서는 제2단계로서 약한 Opioid제를 NSAIDs에 추가하여 사용한다. 약한 Opioid제로서

는 Codeine phosphate hydrate(상품명: codeine phosphate)이 있다. 1회 20mg, 1일 4회로 시작. 증량은 30~40%씩 서서히 최대 120mg/day까지 증량한다. 중지할 경우는 20~30%씩 서서히 감량한다. Codeine phosphate hydrate는 기침을 멎게 하거나 지사 효과가 있지만 기타 Opioid에 비해 진통작용이 약하기 때문에 WHO 진통제 3단계 사다리의 제2단계는 종종 생략된다.

▶ 제3단계: Opioid제±비Opioid 진통제

Indomethacin(상품명: inteban)이나 Diclofenac sodium(상품명: voltaren) 등의 진통작용이 강한 NSAIDs 나 Codeine phosphate hydrate에서 통증 조절이 불충분한 경우 WHO 3단계 진통제 사다리의 제3단계인 Opioid제를 NSAIDs에 추가하여 사용한다. Opioid제로서는 Morphine hydrochloride hydrate(상품명: md contin), Morphine hydrochloride hydrate(상품명: opso, pacif, anpec), Oxycodone hydrochloride hydrate(상품명: oxycontin, oxinorm), Buprenorphine hydrochloride(상품명: lepetan), Fentanyl 경피흡수제(상품명: durotep 패치) 등이 있다. Opioid 개시 시에는 Morphine hydrochloride hydrate 서방제나 Oxycodone hydrochloride hydrate 서방정이 많이 사용되며 Morphine hydrochloride hydrate 서방정은 10mg정, Oxycodone hydrochloride hydrate 서방정은 5mg정을 1회 1정, 12시간마다 내복부터 시작하고, 진통 효과가 불충분한 경우나 돌발적으로 나타나는 통증(이하, 돌발통)의 경우 레스큐 상황에 즉효성이 있는 Morphine hydrochloride hydrate액(상품명: opso)나 Oxycodone hydrochloride hydrate산(상품명: oxinorm), Morphine hydrochloride hydrate 좌약(상품명: anpec)이나 주사액(상품명: morphine hydrochloride hydrate) 등을 정기적으로 사용하는 서방정 1회분의 1/2량(전기의 Opioid 개시 시는 morphine hydrochloride hydrate액에서는 5mg, oxycodone hydrochloride hydrate산에서는 2.5mg)을 1회~수회/day 정도 추가한다. 레스큐 상황에 자주 또는 대량으로 사용하게 된 경우는 Opioid의 정기투여량을 레스큐 상황에 투여한 양에 따라 증량한다. 또한 2~3일마다 통증을 평가하여 통증이 남거나 악화되는 경우에는 정기적으로 사용하는 Opioid 양을 30~50% 증량한다. 경구섭취가 곤란한 경우에는 Fentanyl 경구흡수제(상품명: durotep 패치)나 Morphine hydrochloride hydrate 좌약(상품명: anpec), Buprenorphine hydrochloride 좌약(상품명: lepetan), Morphine hydrochloride hydrate 주사액이나 Fentanyl citrate 주사액을 사용. 또한 투여가 길어질 경우, Fentanyl 경피흡수제나 Morphine hydrochloride hydrate 주사액, Fentanyl citrate 주사제의 지속정맥주사 또는 지속피하주사를 이용한다. 또한 골전이에 의한 골성 통증에 대해서는 Opioid보다 Diclofenac sodium 좌약이 유효한 경우가 있다.

▶ 진통보조제

중추성 통증, 신경장애성 통증, 심인성 통증 등에서는 NSAIDs나 Opioid제만으로는 통증 조절이 되지 않는 경우가 있다. 그 경우는 다음과 같은 보조제를 병용한다.

항울제: Imipramine hydrochloride(상품명: imidol, tofranil), Amitriptyline hydrochloride(상품명: tryptanol), Amoxapine(상품명: amoxan)
우울 상태를 수반하는 신경장애성 통증이나 심인성 통증에 유효하다. Imipramine hydrochloride, Amitriptyline hydrochloride 모두 1회 10mg, 1일 1~3회 투여한다. 휘청거리거나 넘어지는 것에 주의를 요한다.

항불안제: Diazepam, Lorazepam, Haloperidol, Bromazepam(상품명: lexotan, seniran), Alprazolam(상품명: solanax), Etizolam(상품명: depas)
신경장애성 통증이나 심인성 통증 및 암 이환에 의해 극히 불안해하는 환자에게 유효하다. Diazepam(상품명: cercine, horizon)은 1회 2~5mg, 1일 2~4회 내복, 적당히 점증한다. 외래 환자에서는 15mg/day까지로 한다. Lorazepam(상품명: wypax)은 1회 0.5~1mg, 1일 1~3회 내복. Haloperidol(상품명: serenace)은 1일 1회, 0.75mg으로 시작하여 점증. 유지량은 1일 3~5mg이다.

항경련제: Carbamazepine(상품명: tegretol), Sodium valproate(상품명: depakene), Gabapentin(상품명: gabapen)
Opioid 저항성의 신경장애성 통증에 효과가 있다. Carbamazepine(상품명: tegretol)은 1회 200mg, 1일 1~2회로 시작하여 최대 1200mg/day, 3~4회 분복까지 적당히 점증한다. 최근에는 Gabapentin(상품명: gabapen)이 많이 사용되며 1일 1회 200mg으로 시작하여 수일마다 천천히 점증(처음에는 수차례 내복, 그리고 1회량을 점증)한다. 중지하는 경우는 점감한다.

최면제: Zopiclone, Estazolam, Rilmazafone hydrochloride hydrate, Zolpidem tartrate, Zopiclone(상품명: amoban)은 1회 7.5~10mg, Estazolam(상품명: eurodin)은 1회 1~4mg, Rilmazafone(상품명: rhythmy)은 1회 1~2mg, Zolpidem tartrate(상품명: myslee)는 1회 5mg으로 시작, 10mg까지 증량, 이들 약제는 모두 취침 전에 복용한다. 강한 야간통이나 통증으로 인한 불면증에 시달리는 환자에게 진통제와 병용한다. 아침에 잘 일어나지 못하는 경우는 감량한다.

Corticosteroid: Prednisolone(상품명: predonine), Dexamethasone(상품명: decadron), Betamethasone(상품명: rinderon)

다양한 전신 및 국소작용을 가지며 부종이나 염증의 개선에 의해 진통작용의 증강 외에 식욕부진이나 권태감의 개선에 유효하다. Prednisolone은 1일 1회 5~10mg, Dexamethasone과 Betamethasone에서는 1일 1회 0.5~2mg으로 시작한다. NSAIDs와의 병용에서의 위궤양이, 또한 장기적으로 사용하게 되면 다양한 부작용의 위험이 늘어난다. 중지할 경우는 점감한다.

NMDA(N-Methyl D-aspartic acid) 수용체길항제: Ketamine hydrochloride(상품명: ketalar)

마취 목적으로 사용하는 것에 비해 훨씬 소량으로 진통 효과를 얻을 수 있다. 대량으로 Opioid를 사용할 경우, 본제 병용으로 Opioid의 감량이 가능. 또한 Opioid 내성 통증이나 Opioid에 의한 부작용이 있는 경우에 유효하다. 신경장애성 통증이나 Opioid 저항성의 극심한 통증에 대해 소량(10mg/24시간)을 지속적으로 정맥주사하고 환자의 상태를 신중하게 관찰하면서 점증한다. 통상량은 100~300mg/24시간이다. 또한 중추신경 억제제(barbiturate계 등)는 본제의 작용을 증강한다.

Bisphosphonate: Zoledronic acid hydrate(상품명: zometa), Pamidronate Disodium hydrate(상품명: aredia)

파골세포의 기능을 억제하는 약제이다. 암의 다발성 골전이에 의한 골성 통증 완화나 골전이에 수반하는 고칼슘 혈증의 개선에 유효하다. 또한 골전이 억제도 기대되고 있다. Zoledronic acid hydrate에서는 4mg을 생리식염 주입액 또는 5% 포도당 주사액 100mL로 희석하여 15분 이상에 걸쳐 점적정맥주사한다. 재투여는 1주일 이상 간격을 둔다. 또한 Pamidronate disodium hydrate에서는 고칼슘 혈증에는 30~45mg을, 유방암의 용골성 골전이에는 90mg을 생리식염 주사액 또는 5% 포도당 주사액 500mL 이상으로 희석하여 4시간 이상에 걸쳐 점적투여한다. 재투여는 고칼슘 혈증에서는 1주일 이상, 유방암의 용골성 골전이에서는 4주 이상 간격을 둘 필요가 있다. Zoledronic acid hydrate, Pamidronate disodium hydrate 모두 투여 후 저칼슘 혈증에 주의를 요한다. 또한 신장장애 환자에서는 신부전을 조장할 우려가 있다.

② 병적골절

암의 전이에 의한 골강도 저하로 나타나는 골절의 임박골절(impending fracture)이나 병적골절에서는 강한 통증이 생긴다. 병적골절 치료 그 자체에 대한 약물 치료는 없다. 단발성으로 전신의 상태가 양호한 경우는 수술이 제1선택이다. 보존요법으로서는 보조기(brace)나 깁스로 골절부를 고정하고 앞에서 서술한 진통제를 사용한다. 임박골절에서는 Bisphosphonate나 방사선 치료도 검토한다.

③ 척수압박에 의한 마비

척추암 전이에 의한 척수 압박으로 생긴, 급속하게 진행되는 마비에서는 우선 수술, 방사선 치료 등의 원인요법의 가부를 검토하고, 마비가 급속하게 진행되는 경우, 전신 상태가 양호하면 척수압박 제거 수술이 제1선택이다. 증상의 개선이나 수술 · 방사선치료를 시작하기 전까지 증상이 악화되는 것을 방치할 목적으로 Hydrocortisone sodium succinate(상품명: solu-cortef)나 Methylprednisolone sodium succinate(상품명: solu-medrol) 등의 스테로이드를 점적 투여한다. 급속하게 진행되는 마비에서는 우선, 성인의 경우 체중이나 상태에 따라 Methylprednisolone sodium succinate(상품명: solu-medrol) 1,000~1,500mg을 수액과 함께 약 1시간 점적 정맥주사, 그 후 약 1시간 복용을 중단한 후 상태를 관찰하고, 마비의 정도나 체중에 따라 200~400mg/시를 수액과 함께 23시간 점적 정맥주사한다. 척수 부종 개선의 작용 증강 목적으로 농 Glycerin 과당액(상품명: glyceol)이나 D-mannitol(상품명: solu-medrol) 1,000~1,500mg을 수액과 함께 약 1시간 점적 정맥주사하고 그 후 약 1시간 휴약 후 상태를 관찰하여 마비의 정도나 체중에 따라 200~400mg/시를 수액과 함께 23시간 점적 정맥주사한다. 척수 부종을 개선시키기 위한 작용을 증강할 목적으로 Concentrated glycerin 과당액(상품명: glyceol)이나 D-mannitol(상품명: mannigen)을 병용하는 경우는 수분보급이나 전해질에 주의해야 한다.

④ 고칼슘혈증

Zoledronic acid hydrate(상품명: zometa), Pamidronate disodium(상품명: aredia) 등의 Bisphosphonate 제제를 투여한다. 투여량이나 투여법은 앞에서 말한 것과 같다.

⑤ 사용약제의 부작용 및 기타 증상

부작용 부분을 참조하기 바란다.

제형에 따른 분류와 특징(표 2)

제형에 따른 분류와 특징 및 각 제형의 해당 약제를 **표 2**에 나타낸다.

▶ 산제 · 액체

내복이 쉽고 비교적 빨리 효과가 나타난다. 통증이 남거나 돌발적으로 통증을 호소하는 레스큐 상황에서 본 제형제를 사용한다.

▶ 서방제

효과가 지속된다. 장기적으로 지속되는 암성 통증의 기본진통제로 사용한다.

▶ 전구약물(prodrug)

흡수가 느려 위장장애가 경감된다. 위장장애가 있는 유통 환자에게 NSAIDs의 전구약물(prodrug)이 유효하다.

▶ 좌약

효과가 즉시 나타난다. 경구섭취가 가능한 환자에게 사용할 수 있다.

▶ 주사제

효과가 즉시 나타난다. 작용이 강하다. 경구섭취가 불가능한 환자에게 사용할 수 있다.

▶ 외용제(경피흡수제)

각 장기장애가 경감된다. 효과가 지속된다. 경구섭취가 불가능한 환자에게 사용할 수 있다. Fentanyl 경피 흡수제는 피부 과민이 없는, 안정된 암성 통증 환자의 통증 완화에 뛰어나다.

표 2 제형에 따른 분류

제형에 따른 분류	특징	대책(부작용 경감을 위한 병용제)
산약, 액체	내복하기 쉬움, 비교적 빨리 효과가 나타난다	Mefenamic Acid, Loxoprofen sodium hydrate, Oxycodone hydrochloride Hydrate, Morphine hydrochloride hydrate
서방제	효과의 지속	Morphine sulfate hydrate, Oxycodone hydrochloride Hydrate
전구약물(prodrug)	위장장애의 경감	Diclofenac sodium, Indomethacin
좌약	즉효성, 경구섭취 가 불가능한 환자에게 사용 가능	Acetaminophen, Diclofenac sodium, Indomethacin, Buprenorphine hydrochloride, Morphine hydrochloride hydrate, Domperidone, Bisacodyl, sodium hydrogen carbonate, Sodium dihydrogen phosphate anhydrous
주사제	즉효성, 작용 증강, 경구섭취가 불가능한 환자에게 사용 가능	Morphine hydrochloride hydrate, Buprenorphine hydrochloride, Fentanyl citrate, Kentamin hydrochloride, 스테로이드
외용제(경피흡수제)	각 장기장애의 경감, 경구섭취 가 불가능한 환자에게 사용 가능	Fentanyl 경구흡수제

함께 섭취하는 음식이나 음료의 주의점

알코올

알코올은 Diazepam(상품명: cercine, horizon), Haloperidol(상품명: serenace), Alprazolam(상품명: solanax) 등의 항불안제 및 Lorazepam(상품명: wypax), Etizolam(상품명: depas), Bromazepam(상품명: seniran), Paroxetine hydrochloride hydrate(상품명: paxil), Clomipramine hydrochloride(상품명: anafranil), Imipramine hydrochloride(상품명: tofranil), Amitriptyline hydrochloride(상품명: tryptanol), amoxapine(상품명: amoxan) 등의 항울제, 최면제로 상호작용을 가지므로 이 약제를 사용할 때는 음주를 삼가야 한다.

영양제

영양제나 민간요법의 약 또는 식품을 섭취하면 간장애가 일어나는 경우가 있다.

부작용과 그 대책

위장장애

Acetaminophen을 사용한다. NSAIDs는 COX-2 선택적 저해제〔celecoxib(상품명: celecox)〕, 전구약물(prodrug), 서방정, 경피흡수제, 주사제를 사용한다.
또는 Misoprostol(상품명: cytotec)이나 Omeprazole(상품명: omepral) 등의 프로톤 펌프 저해제, Famotidine(상품명: gaster) 등의 H_2 수용체 길항제를 병용한다.

간장애

약제의 상호작용에 유의한다. Indomethacin이나 Diclofenac sodium 등의 NSAIDs는 간장애를 악화시킬 우려가 있다.

신장장애

Indomethacin이나 Diclofenac sodium 등의 NSAIDs나 Morphine sulfate hydrate, Morphine hydrochloride hydrate 수화물은 신장장애를 악화시킬 우려가 있다. 신장장애가 있는 경우는 Acetaminophen(상품명: calonal, anhiba), Oxycodone hydrochloride(상품명: oxycontin, oxinorm)을 사용한다.

변비

Opioid 사용 시에는 수분 섭취에 힘써 Magnesium Oxide(상품명: magnesium oxide) 1.5~3mg/day, Lactulose(상품명: monilac) 시럽 30~60mL/day(2~3회/day 분복) 등의 침투압성 하제를 우선 사용하고, 불충분한 경우 Sennoside(상품명: pursennid) 1~4정/day, Sodium picosulfate hydrate(상품명: laxoberon) 5~30방울/day 등의 대장자극성 하제를 사용한다.

하제

우선 Loperamide hydrochloride(상품명: lopemin) 1회 1mg, 1일 1~2회, Berberine hydrochloride(상품명: phelloberin) 1회 50~100mg, 1일 1~3회를 사용하고 불충분한 경우 Codeine phosphate hydrate(상품명: codeine phosphate) 1회 20mg, 1일 1~3회 사용한다.

오심 · 구토

Prochlorperazine(상품명: novamin) 1회 5~10mg, 1일 1~3회, Metoclopramide(상품명: primperan) 내복 1회 5~10mg, 1일 1~4회, 점적 정맥주사 1회 10~20mg+생리식염주사액 100mL, 1일 1~4회, Domperidone(상품명: nauzelin) 내복 1회 10~20mg, 1일 3회, 좌약 1회 60mg, 1~2회/day 등의 제토제 외, prednisolone(상품명: predonine), Dexamethasone(상품명: decadron) 등의 스테로이드나 진정작용을 갖는 Diazepam(상품명: cercine, horizon), Haloperidol(상품명: serenace), 항히스타민제인 Diphenhydramine · Diprophylline(상품명: trafermin) 등을 사용 약제에 의해 적당히 내복 또는 점적 정맥주사한다.

섬망

Haloperidol, Risperidone, Diazepam 등의 항불안제나 항정신병제로 증상을 개선시킨다. Haloperidol(상품명: serenace)에서는 1회 0.75~1.5mg, 1일 2회까지 Risperidone(상품명: risperdal 내복액 or 정)에서는 1회 0.5mg, 1일 1~2회부터 개시, 최대 1회 1mg, 1일 2회까지 적당히 점증한다. 항불안제나 최면제 중에서 Benzodiazepine계 약제는 섬망을 생기게 하기 쉬우므로 주의를 요한다. 또한 신경차단의 병용에 의한 Opioid의 감량을 고려한다.

다른 요법과의 공존

원발암에 대한 치료

암에 대한 치료는 원발소에 따라 다르고, 골전이를 갖는 경우도 원발소 치료 담당 의사에 의한 전신관리가 기본이 된다. 전이를 갖는 암에 대한 치료는 일반적으로는 화학요법이지만, 일부 암에서는 분자 표적 치료가 이루어지게 되었다. 또한 유방암, 전립선암, 감상선암에서는 호르몬요법이, 또한 Bisphosphonate나 방사선 치료 등도 있어 원발소 치료 담당 의사에게 상담한다.

본 항목에서는 골전이가 많은 폐암과 유방암에 대한 약물요법을 간단하게 나타낸다.

▶ 폐암

일반적으로 폐암 치료는 종양의 성질에 따라 소세포암과 비소세포암으로 분류된다.

소세포암은 진행이 빨라 항암제의 감수성이 높으므로 화학요법이나 방사선 치료가 주체가 된다. 대표적 화학요법은 Cisplatin(상품명: randa)과 Etoposide(상품명: lastet), Cisplatin과 Irinotecan hydrochloride hydrate(상품명: topotecin), Carboplatin(상품명: paraplatin)과 Etoposide 등의 2제 병용의 regimen이 많이 이용되고 있다. 국한형인 경우는 Cisplatin과 Etoposide에 의한 화학요법과 방사선 치료의 병용이 권장되고 있다.

비소세포암은 소세포암에 비해 항암제의 감수성이 뛰어나지만, 수술 보조 화학 요법을 목적으로 하거나 절제불능 환자에게는 Carboplatin(상품명: paraplatin)과 Paclitacel(상품명: taxol)의 2제 병용이나 Cisplatin과 Docetaxel hydrate(상품명: taxotere), Gemcitabine hydrochloride(상품명: gemzar), Irinotecan hydrochloride hydrate(상품명: topotecin), Vinorelbine ditartrate(상품명: navelbine) 등과의 2제 병용요법이 실시되고 있다. 절제불능 환자에게는 화학요법과 방사선치료를 병용하는 것이 권장되고 있다. 또한 cisplatin을 포함하는 화학요법 후에 정해진 조건하의 비소세포암 담암 환자에서는 분자 표적 치료제인 Gefitinib(상품명: iressa)이 이용되고 있다.

▶ 유방암

유방암의 약물요법은 화학요법, 호르몬요법, 분자표적요법의 3종이다. 미국에서는 유방암 치료의 가이드라인을 나타내고 있다. 골전이가 있는 진행성 유방암에서는 앞의 3가지 요법 이외에 방사선 치료나 Bisphosphonate도 권장되고 있다.

호르몬 수용체 양성 환자에게는 Tamoxifen citrate(상품명: nolvadex) 등 호르몬요법을 화학요법과 병용한다.

진행 유방암에 대한 화학요법 regimen은 다수이다. 주요한 것은 AC요법〔Doxorubicin hydrochloride(상품명: adriacin), Cyclophosphamide hydrate(상품명: endoxan)〕,

CAF요법〔AC 및 Fluorouracil(상품명: 5-FU)〕, EC 요법〔Epirubicin hydrochloride(상품명: farmorubicin RTU), cyclophosphamide hydrate〕, FEC 요법〔Fluorouracil 및 EC), CMF 요법〔Cyclophosphamide hydrate, Methotrexate(상품명: methotrexate), Fluorouracil〕, AT 요법〔Doxorubicin hydrochloride, Paclitacel(상품명: taxol) 또는 Docetaxel(상품명: taxotere)〕 등이다.

HER2 양성 환자에서는 분자표적 치료제인 Trastzumab(상품명: Herceptin)과 화학요법을 병용한다.

골성통증이나 고칼슘혈증을 수반하는 용골성 골전이 환자(특히 자주 나타나는)에게는 Zoledronic acid hydrate(상품명: zometa), Pamidronate disodium hydrate(상품명: aredia) 등의 Bisphosphonate가 유효하다.

대증요법(표 3)

뼈는 몸의 지지기구이므로 골강도가 필요하다. 골전이로 골강도가 저하하여 병적 골절을 일으키거나, 골절이 임박한 상태나 척추전이에 의한 척수마비 상태로는 일상 생활 활동(activity of daily living, ADL)이나 생활의 질(QOL)이 현저하게 저하한다. ADL이나 QOL의 개선을 위해 전신 상태가 양호한 경우는 수술 치료의 대상이 된다. 또한 골전이 부위의 암을 억제하거나 통증을 완화시킬 목적으로 방사선 치료도 실시되고 있다. 치료법

표 3 암 골전이에 의한 골관련사상의 치료법 선택

골관련사상 (Bone Rerlated Events, BREs)	전이 (단발, 다발)	전이부위	상태		치료법*
① 골성 통증	단발	사지골 척추, 골반 천골	증상은 통증만 증상은 통증만 통증±방광직장장애		수술요법/방사선요법 방사선요법±약물치료 중립자선치료, 방사선요법±약물치료
	단발 or 다발	하지골 (특히 대퇴골 근위)	하중지에서 골절을 일으키기 쉬움	전신상태 양호	수술요법
	다발	사지골 척추	증상은 통증만 증상은 통증만		방사선요법±약물요법 방사선요법±약물요법
		불문	골스캔집적 다발용골성 전이 갑상선암 전이 ^{131}I 집적 전립선암, 유방암 전이		^{89}Sr내조사 약물요법(bisphosphonate) ^{131}내조사 약물요법(호르몬요법)
	전이 수, 전이부위에 관계 없이		전신상태 불량으로 완화 케어 대상		약물요법

② 병적골절, 임박골절 (impending fracture)	단발	사지골	기능장애, 환지의 거동 불가	전신상태 양호 전신상태 불량	수술요법 외고정(깁스, 보조기)+약물 치료
	단발 or 전이한정	연속하는 척추	척추 불안정에 의한 운동통	전신상태 양호 전신상태 불량	수술요법 외고정(보조기)+약물 치료
	전이 수, 부위에 관계 없이		전신 상태 불량으로 완화 케어 대상		약물요법±외고정(깁스, 보조기)
③ 척수마비	단발 or 전이 한정	척추	급성발증 또는 마비 진행 중	전신상태 양호	수술요법
	전이 수, 부위에 관계 없이		전신 상태 불량으로 완화 케어 대상		약물요법
④ 골칼슘혈증	전이 수, 부위에 관계 없이		신장기능장애가 없는 환자		약물요법(bisphosphonate)

※전 증례 모두 원발암에 대한 화학요법이 적합한지를 원발 담당과 컨설트 할 것

을 결정할 때는 종양의 상태를 파악하는 것과 함께 원발소 담당의사나 방사선과 의사와 긴밀히 연계 하여 환자나 환자 가족의 희망을 충분히 존중하는 것이 중요하다. 간암 전이에 의한 골관련사상의 치료법의 선택을 **표 3**에 나타낸다.

▶ 수술

원발소 처치가 끝나 전이가 단발적일 경우는 국소 제어를 위해 수술 치료를 선택한다. 또한 사지골의 병적 골절, 임박골절(impending fracture)이나 추체의 압궤에 의한 척추불안정성 때문에 통증 및 척추전이로 급속하게 마비가 진행되는 경우에는 Tokuhashi(德橋), Toyota(富田), Katagirl(片桐) 등의 전신 상태 평가법을 이용하여 평가하고 전신 상태가 양호하면 수술 치료를 고려한다. 한편 골스캔(bone scintigraph)에서 전신의 고도집적(super bone scan)이나 고칼슘혈증, 선용계 이상을 만드는 골수암이나 광범위한 미만성 골전이 환자는 예후가 매우 좋지 않아 수술은 금기이다.

▶ 방사선 치료

외조사

일반적인 방사선 치료법이다. 진통제에 의한 통증완화가 불충분한 경우의 제통, 임박골절(impending fracture)에 대한 병적골절 예방, 척추전이에서는 마비 예방 등에 이용된다. 암의 골전이에 대해서는 종양 억제 목적으로도 사용되지만 일반적이지는 않다. 진통제와 달리 암성 통증의 원인요법이 된다. 그러나 화학요법이나 Bisphosphonate와 달리 국소요법이다. 또한 마비가 급속하게 진행되는 척추전이에서는 전신 상태가 양호하면 수술이 제1선택이다.

내조사

^{89}Sr

골스캔(bone scintigraph)에서 양성상을 나타내는 고형암의 골전이 부위의 통증 완화에 유효. 특히 다발골전이의 경우에 유용성이 높다. 강한 골수억제를 일으킬 위험성이 있으며 골수기능검사를 요한다. 골수억제가 있는 환자, 감염증 합병 환자, 신장기능장애가 있는 환자는 사용 불가. 또한 고령자, 임신부, 골수억제나 신장기능저하를 일으킬 가능성이 있는 항악성종양제를 사용 중인 환자에서는 주의를 요한다.

^{131}I

^{131}I 신티그래피에서 양성상을 나타내는 갑상선암 골전이의 치료에 유효.
특히 다발성 골전이나 수술 불가능한 부위의 골전이에 유효성이 높다. 요오드 금식에 의한 전처치를 요한다. 주의사항은 ^{89}Sr과 같다.

중립자선

특히 수술에서는 침습이 크고 고도의 기능장애를 만드는 단발성의 천골종양(암전이를 포함)에 효과적이다.
위장 등 불규칙하게 움직이는 장기나 백혈병 등 전신성 또는 광범위한 다발전이암 및 양호한 치료법이 확립되어 있는 암에는 적응되지 않는다. 악성흑색종 등 고정되어 있어 통상의 방사선이 효과를 내기 어려운 악성종양이나, 천골과 같이 국한성이지만 수술이 어렵거나 불가능한 부위나 종양에 적응이 있다. 치료가능한 시설은 극히 드물다.

부작용을 일으키지 않기 위한 체크 리스트

투여제의 금기 · 신중투여사항 체크

- ✓ 고령자
- ✓ 쇠약자
- ✓ 약제의존자
- ✓ 약제 알레르기 기왕력
- ✓ 약제 부작용 기왕력
- ✓ 음주력, 알코올 의존증
- ✓ 간장애

부작용을 일으키지 않기 위한 체크 리스트

- ✓ 신장장애
- ✓ 심혈관장애 기왕력
- ✓ 위장장애
- ✓ 천식 기왕력, 폐기능장애
- ✓ 뇌기질장애, 뇌압항진
- ✓ 경련 기왕력
- ✓ 정신질환
- ✓ 대사성산증
- ✓ 담낭 · 장폐색증 수술 후
- ✓ 중증염증, 고도 발열
- ✓ 고도 빈혈, 혈소판감소
- ✓ 임신부 · 수유중인 여성

투여제의 병용 주의 약제 체크

- ✓ 스테로이드
- ✓ 음주
- ✓ 중추신경억제제(penothiazine계, barbiturate계 등)
- ✓ 항파킨슨제
- ✓ 삼환계 항울제(imipramine hydrochloride 등)
- ✓ 항응고제(warfarin potassium 등)
- ✓ 뉴퀴놀론계 항생제
- ✓ β-차단제(항부정맥, 강압제)
- ✓ ACE 저해제 (강압제)
- ✓ 루프이뇨제
- ✓ 항콜린제(trihexyphenidyl hydrochloride, metixene hydrochloride 등)
- ✓ 근이완제(dantrolene sodium hydrate등)
- ✓ Zidovudine(항바이러스제)

표 4 제네릭 의약품

증상에 의한 분류		일반명	상품명	제네릭 의약품
WHO 진통제 3단계 사다리 제1단계 진통제	비Opioide	Acetaminophen	Calonal, Anhiba	Acetaminophen, Calsil, Anyrume 등
		Meloxicam	Mobic	Meloxicam
		Naproxen	Naixan	없음
		Etodolac	Hypen, Osteluc	Etodolac, Paipelac, Etophen 등
		Zaltoprofen	Soleton	Peleton, Zatferon, Zaltoprofen
		Celecoxib	Celecox	없음
		Diclofenac sodiuml	Voltaren	Sorelmon, Sofarin Naboal 등
		nDomethacin	Intevan	Indomethacin, Intedaru, Inmetan
		Loxoprofen sodium Hydrate	Loxonin	Kentan, Confatanin, Okiminas
		Mefenamic acid	Pontal	Mycasaal, Mefenamic acid
WHO 진통제 3단계 사다리 제2단계 진통제	약한 Opioid	Codeine phosphate hydrate	Codeine phosphate	Codeine phosphate hydrate, Codeine phosphate
WHO 진통제 3단계 사다리	Opioid	Morphine sulfate hydrate	MS contin	Kadian, Morphes, MS twicelon 등
		Morphine hydrochloride hydrate	Opso, Anpec, Pacif	Morphine hydrochloride hydrate, Morphine hydrochloride, Prepenon
		Fentanyl cirtrate	Fentanyl 주사액	없음
		Fentanyl 경구흡수제	Durotep MT, Durotep 패치	없음
		Buprenorphine hydrochloride	Lepetan	Zalban
		Oxycodone hydrochloride hydrate	Oxycontin, Oxinorm	없음
진통보조제	항울제	Paroxetine hydrochloride hydrate	Paxil	없음
		Clomipramine hydrochloride	Anafranil	없음
		Imipramine hydrochloride	Tofranil, Imidol	없음
		Amitriptyline hydrochloride	Tryptanol	Amiplin, Normaln
		Amoxapine	Amoxan	없음
	항불안제	Diazepam	Cercine, Horizon	Diazepam, Pealkit, Reliezen 등
		Haloperidol	Serenace	Suirolin, Halojust, Halosten 등
		Alprazolam	Constan, Solanax	Azolitan, Medepolin, Alplazolam
		Lorazepam	Wypax	Azrogen, U-pan, Rocosgen
		Etizolam	Depas	Dezolam, Eticalm, Mozun 등
		Bromazepam	Lexotan, Seniran	없음

표 4 제네릭 의약품

증상에 의한 분류		일반명	상품명	제네릭 의약품
진통보조제	항경련제	Gabapentin	Gabapen	없음
		Carbamazepine	Tegretol	Carbamazepine, Telesmin, Lexin
		Clonazepam	Landsen	Rivotril
		Mexiletine hydrochloride	Mexitil	Cirumimeru, Mexirate, Mexibal 등
		Sodium valproate	Depakene	Selenica-R, Epirenat, Hyserenin 등
	최면제	Zopiclone	Amoban	Amobantes, Slowheim, Zopicool 등
		Estazolam	Eurodin	Estazoram
		Rilmazafonehydrochloride hydrate	Rhythrny	Rilmazafone hydrochloride
		Zolpidern tartrate	Myslee	없음
	Corticosteroid	Prednisolone	Predonine	Prednisolone, Prelon, Predohan
		Dexamethasone	Decadron	Dexamethasone, Orgadrone, Dexart
		Betamethasone	Rinderon	Betamethasone, Rinesteron
	NMDA 수용체길항제	Ketamine hydrochloride	Ketalar	없음
골전이 및 전이에 의한 골성 통증의 억제·개선	Bisphosphonate	Zoledronic acid hydrate	Zometa	없음
		Pamidronate disodium hydrate	Aredia	Pamidronic acid disodium
척추전이에 의한 마비 개선제	스테로이드	Hydrocortisone sodium Succinic	Solu·cortef	Saxizon
		Methylprednisolone Sodium succinate	Solu·medrol	Sol-melcort, Decacort, Pridol
	이뇨·항척수부종	Concentrated glycerin·과당	Glyceol	Glycenon, Glycereb, Glypose 등
		D-mannitol	Mannigen	Magmitt T, 20% Mannitol
고칼슘혈증	Bisphosphonate	Zoledronic hydrate	zometa	없음
		Pamidronate disodium hydrate	Aredia	Pamidronic acid disodium
부작용이나 기타 증상	변비약	Sennoside	Pursennid	Sennoside, Senevacul, Sennaride 등
		Senna·Senna 열매	Alosenn	Selinaleet, Pimuro
		Picosulfate sodium	Laxoberon	Aperil, Konsuben, Shinluck
		Magnesium Oxide	Maglax	Magnesium oxide, Magmitt, Kaimax
		Bisacodyl	Teleminsoft	Bisacodyl, Satolax, Derderance
		Lactulose	Piarle, Monilac	Lactulose, Caloryl, Lagnos
		Sodium hydrogen carbonate, Sodium dihydrogen phosphate anhydrous Glycerin	New lecicarbon 좌약	Incarbon 좌약
	제토제	Prochlorperazine	Novamin	없음
		Metoclopramide	Primperan	Anolexinon, Elieten, Terperan 등
		Domperidone	Nauzelin	Selovase, Nasirobin, Nauzart 등

부작용이나 기타 증상	섬망	Haloperidol	Serenace	Suirolin, Halojust, Halosten 등
		Risperidone	Risperdal	Risperidone
		Chlorpromazine	Contomin, Wintermin	Chlorpromazine hydrochloride
		Diazepam	Cercine, Horizon	Diazepam, Pealkit, Reliezen

>> 제네릭 의약품

비Opioid의 Acetaminophen이나 NSAIDs에서는 비교적 새로운 약제인 Lornoxicam, Meloxicam, Celecoxib 등을 빼고 제네릭 의약품 사용이 가능하다. Opioid에서는 Morphine sulfate hydrate 서방정에서 사용 가능하지만 Oxycodone hydrochloride hydrate이나 Fentanyl 제제에는 제네릭 의약품은 없다. 항울제에서는 Amitriptyline hydrochloride을 빼고 Imipramine hydrochloride, Paroxetine hydrochloride hydrate, Clomipramine hydrochloride, Amoxapine 등의 항울제에는 제네릭 의약품이 없지만 대부분의 항불안제에서는 사용 가능하다. 그밖에 Bisphosphonate에서는 Zoledronic acid hydrate, 항간질인 Gabapentin, NMDA(N-methyl-D-aspartic acid) 수용체길항제의 Kentamin hydrochloride, 섬망 치료제인 Risperidone에는 제네릭 의약품이 없지만 이번 장에서 소개한 많은 약제에서 제네릭 의약품의 사용이 가능하다.

【참고문헌】

1) 厚生労働省がん研究がん助成金　がんの骨転移に対する予後予測方法の確立と集学的治療法の開発班編：骨転移治療ハンドブック，金原出版， 2004.
2) 日本医薬品集フォーラム監修：日本医薬品集，医療薬 2009 年版，じほう，2009.
3) 世界保健機関編（武田文和訳）：がんの痛みからの解放—WHO 方式がん疼痛治療法．金原出版，1987.
4) 片桐浩久，高橋　満，高木辰哉：転移性骨腫瘍に対する治療体系—原発巣検索手順と予後予測に対する戦略—．関節外科，22：46-54, 2003.
5) 徳橋泰明，松崎浩已，小田　博，ほか：転移性骨腫瘍の手術適応と予後予測．骨・関節・靱帯，17：452-459,2004.
6) Tomita K, Kawahara N, Kobayashi T, et al.：Surgical strategy for spinal metastases. Spine, 26：298-306, 2001.
7) 守田哲郎：転移性骨腫瘍の外科的治療．最新整形外科学大系 第 20 巻（吉川秀樹，ほか編）骨軟部腫瘍および関連疾患，中山書店，2007, p451-457.
8) 守田哲郎：転移性骨腫瘍の治療．NEW MOOK 整形外科 第 18 巻（越智隆弘，菊地臣一編），金原出版，2005, p220-228.

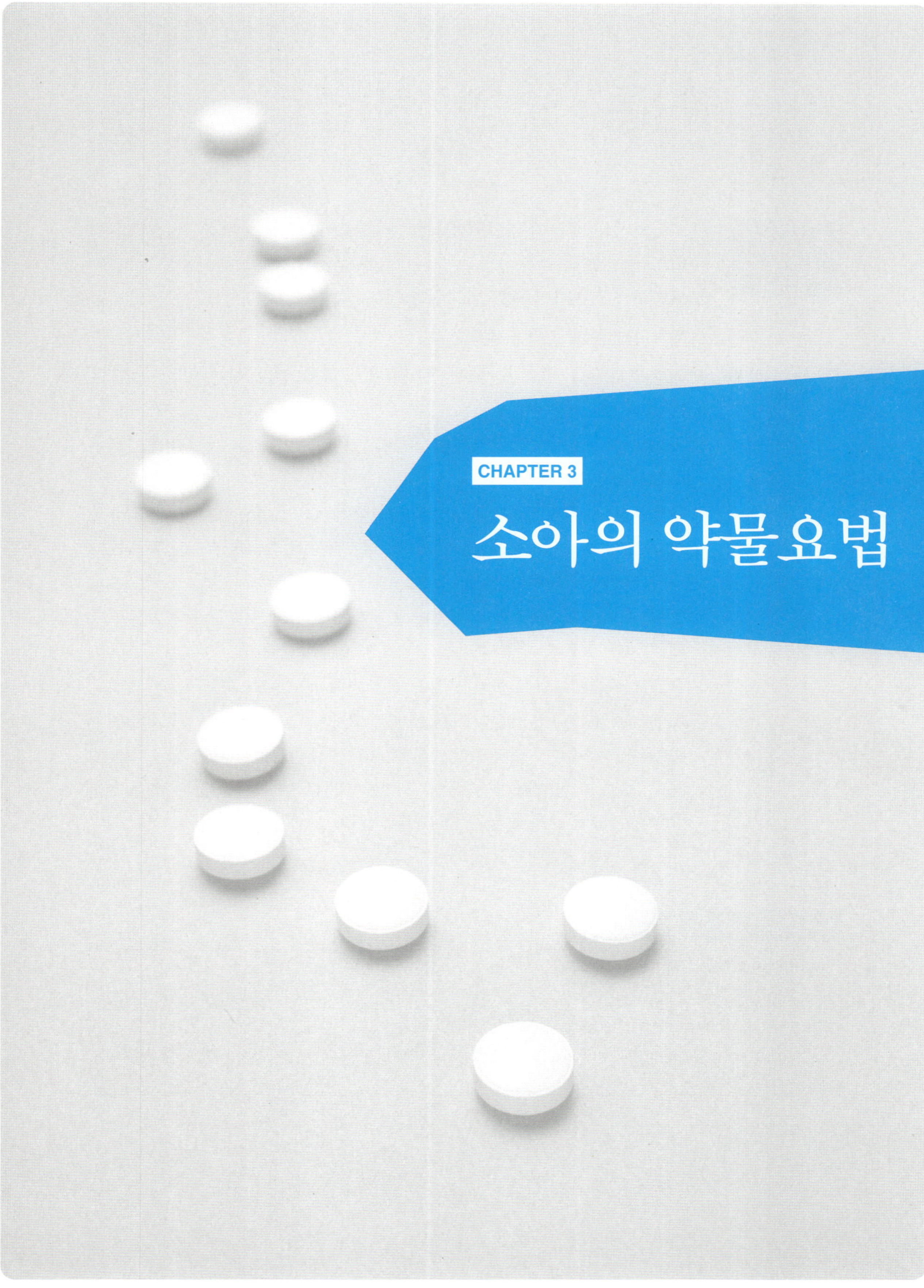

CHAPTER 3

소아의 약물요법

CHAPTER 3

진통, 소염, 해열

기본적인 사용법

① 소아의 질환에서 소염진통제를 일상적으로 쓸 정도로 통증, 발열이 계속되는 경우는 드물다.

② 만연하게 투여하지 말고 먼저 원인을 찾는다.

③ 특히 감염증과 종양에 주의한다.

④ 정제나 산제를 먹을 수 없는 환아가 있으므로 처방 시 제형에 주의한다(**표 1**).

⑤ Acetaminophen이 제1선택 약제가 된다. 이 효과가 미미할 경우, Ibuprofen이 사용된다.

⑥ 인플루엔자에 Diclofenac sodium(상품명: voltaren) 또는 Mefenamic acid(상품명: pontal)를 병용하면 인플루엔자 급성뇌증을 발증할 위험이 있어 사용하지 않는다.

⑦ 천식, 특히 아스피린 천식이 있는 환자에게 투여하면 발작을 유발할 가능성이 있어 사용을 피한다.

⑧ 감염증을 불현성화할 우려가 있는 것을 염두에 둔다.

⑨ Acetaminophen의 표준 사용 용량은 10mg/kg/회를 1일 2회 투여하는 것이지만, 수술 후 통증에서는 진통 효과가 불충분할 경우가 종종 발생하므로 20~40mg/kg를 1일 수회 투여한다. 이 경우, 1일 최대 용량(75mg/kg)을 넘지 않도록 주의한다(**표 2**).

실제 약제 선택의 예

Acetaminophen: 10mg/kg/회(**표 2**)
Ibuprofen: 3~6mg/kg/회, 1일 2회
Diclofenac sodium: 0.5~1mg.kg/회, 1일 1~2회(연장아동)
Flurbiprofen axetil(상품명: ropion): 1mg/kg을 생리식염수에 녹여 1시간에 걸쳐 점적 정맥주사(수술 후, 연장아동)

금기(X) · 신중투여(△) · 병용주의(!)

Acetaminophen에 대해 든다.

- × 소화성 궤양이 있는 환자
- × 심각한 혈액이상이 있는 환자
- × 심각한 간장애가 있는 환자
- × 심각한 신장장애가 있는 환자
- × Acetaminophen에 과민증의 기왕이 있는 환자
- × Aspirin 또는 NSAIDs에 의한 천식 발작의 유발이 있는 환자
- △ 소화성 궤양의 기왕이 있는 환자
- △ 혈액 이상의 기왕이 있는 환자
- △ 출혈 경향이 있는 환자
- △ 간장애 또는 그 기왕이 있는 환자
- △ 신장장애 또는 그 기왕이 있는 환자
- △ 심기능이상이 있는 환자
- △ 과민증의 기왕이 있는 환자
- △ 기관지천식이 있는 환자
- ! 리튬 제제(lithium carbonate 등): 기타 NSAIDs에서 리튬 제제와의 병용에 의해 리튬 혈중 농도가 상승해, 리튬 중독에 대한 보고가 있다.
- ! 티아제드계 이뇨제〔Trichlormethiazide(상품명: fluitran), Hydrocloroth-iazide(상품명: dichlotride) 등〕: 기타 NSAIDs로 티아지드계 이뇨제의 작용이 감소한다는 보고
- ! 항생제: 과도한 체온 하강의 빈도가 상승한다.

개요

시상하부 체온조절중추에 작용해, 피부혈관을 확장하고 체온 방산을 증대시켜, 발열 시에 체온을 떨어뜨린다. 살리실산 유도체와 달리 항류마티스 및 소염작용을 빼지만, 살리실산 유도체와 마찬가지로 작용기전은 불명확하지만 중추성의 진통작용을 나타낸다.

부작용과 그 대책

쇼크

적절한 응급처치를 실시하여 스테로이드 투여를 실시한다. 이후의 투여를 중지한다.

아나필락시스양 증상(호흡곤란, 전신홍반, 혈관부종, 두드러기 등)

투여를 중지하고 필요에 따라 스테로이드 투여를 실시한다.

스티븐스존슨증후군, 중독성 표피괴사증(Lyell 증후군)

▶ 스티븐스존슨증후군

고열(38℃ 이상)과 함께 발진, 발적, 미란, 수포 등의 심한 증상이 비교적 단기간에 전신의 피부, 입, 눈의 점막에 나타나는 병태. 그 대부분은 의약품이 원인이라 여겨지는데 일부는

표 1 Acetaminophen의 제형

제형	조성 또는 용량
원말	98% 이상
세립 %	20%, 50%
정제	200mg, 300mg
시럽	2%
드라이시럽	20%, 40%
좌제	50mg, 100mg, 200mg

밑줄은 주로 이용되는 제제 용량. 좌약은 연령에 따라 모두 잘 사용된다.

표 2 Acetaminophen의 1일 최대 투여량

연령	체중(kg)	1회 투여량 10mg/kg	최대사용량 75mg/kg/day	최대 투여 횟수
1개월	4	50	300	6
3개월	6	50	450	9
1세	9	50~100	675	6*1
4세	15	100	1,125	11
6세	20	200	1,500	7
9세	30	200	1,500	7*2

∗ 1 : 1회량 100mg으로 한 경우 ∗ 2 : 1일 1,500mg 이상의 투여는 권장할 수 없다.

바이러스나 마이코플라즈마 감염에 수반하여 발증한다. 원인이라고 생각되는 의약품은 주로 항생제, 해열소염진통제, 항간질제 등 광범위하며 발증 메커니즘에 대해서는 면역·알레르기 반응에 의한 것이라고 생각되지만 통일된 견해는 얻을 수 없다.

▶ 중독성 표피괴사증(Lyell 증후군)

전신이 광범위하게 붉어지고 전신의 10%이상에 화상과 같은 수포, 피부 벗겨짐, 짓무름 등이 나타나며 고열(38℃ 이상), 피부나 구강의 미란, 점막박리, 결막충혈 등의 증상을 수반하는 중증 피부장애. 스티븐스존슨증후군과 중독성 표피괴사증은 일련의 병태라고 생각되어 스티븐스존슨증후군의 진전형이라고 생각된다.

천식발작

산소흡입을 실시하고 필요에 따라 스테로이드, Aminophylline hydrate, Adrenaline 등을 투여한다.

간기능장애, 황달

장기적으로 투여하게 되는 환자는 정기적인 혈액 생화학검사를 실시하며 이상이 나타난 경우에는 투여를 중지한다. 대량 접종 시에는 2~3일간은 지연성 간장애에 주의를 요한다.

혈액이상(과립구감소, 혈소판감소, 혈소판기능저하, 출혈 시간의 연장 등)

장기적으로 투여하게 되는 환자는 정기적인 혈액생화학검사를 실시해 이상이 나타난 경우에는 투여를 중지한다.

청색증

투여를 중지한다. 필요에 따라 처치한다.

과민증

투여를 중지한다.

오심·구토·식욕부진 등

투여를 중지한다. 특히 고용량일 때에는 복통, 설사가 되어 감기 증상과 구별하기 어려워진다.

Reye 증후군

소아에 있어서 수두, 인플루엔자 등의 바이러스성 질환의 선행 후 심각한 구토, 의식장애, 경련(급성 뇌부종)과 간 외에 여러 장기의 지방침착, 미토콘드리아 변형, GOT · GPT · LDH · CPK의 급격 상승, 고암모니아혈증, 저프로트롬빈혈증, 저혈당증 등의 증상이 단기간에 발현하는 사망률이 높은 병태이다.

>> 제네릭 의약품

다수의 제조사에 따라 다양한 제제명 및 제형이 제조되고 있다.

Acetaminophen, Asverin, Atenemen, Atmiphen, Anyrume, Aphlogis, Alpiny, Anhiba, Calsil, Calonal, Cocarl, Sarutu, Napa, Paraceta, Pyrinazin, Pyretinol 등

CHAPTER 3

항생제의 사용법

기본적인 사용법

① 세균감염질환의 근치적 치료법이다.

적절하게 사용하면 재발 없이 치료할 수 있으며 안정 등의 보존요법, 절개배농 등의 수술요법을 병용하는 경우도 많다.

② 적절한 항생제를 선택한다.

원인균의 감수성을 고려하여 적절한 항생제를 투여한다.

③ 투여 방법을 선택한다.

소아의 용법, 용량이 있는 약제를 중증도 등을 고려하여 결정한다. 신생아와 영유아에서는 약제의 대사기능에 차이가 있으며, 용량이나 투여 간격도 선택할 필요가 있다.

④ 투여량을 질환에 따라 고려한다.

화농성 관절염이나 급성 골수염 등의 심각한 감염증에 대해서는 최대투여량의 항생제를 사용하는 것이 효과적이다.

⑤ 부작용을 체크한다.

각각의 약제에 부작용이 있으니 투여 중 정기적으로 체크할 필요가 있다.

⑥ 기타 약제와의 상호작용을 체크한다.

기초질환이 있어 투약 중인 환아에 대해 투약하는 경우, 약제의 효과 감소나 기타 작용의 증강을 초래하는 경우가 있어 주의가 필요하다.

⑦ 투여 기간 중의 경과관찰을 실시한다.

병소의 상태를 체크하고 농양 형성 등을 초래하면 수술요법도 고려한다.

실제 약제 선택의 예

대상	약제 선택의 예
경증의 연부조직 염증 (발적이나 경증의 종창, 발열)	경구 항생제(세팔로스포린계)
수술 전후 시기의 예방 투여	성인과 마찬가지의 선택(소아 투여량에서)
화농성 관절염 · 급성 골수염 원인균 미상의 감염 항생제 감수성을 확인한 이후	 Empiric therapy로서 카바페넴계 항생제를 투여 감수성이 좋고 항균스펙트럼이 좁은 항생제로 변경
MRSA의 가능성이 매우 높은 경우	Vancomycin hydrochloride, Teicoplanin

개요

감염증이 의심되는 경우 반드시 사용하는 약제이다. 월령, 연령에 따라 이환 부위에 따라 원인균의 종류가 다른데, 조기의 효과적인 치료가 가장 중요하므로 적절한 약제를 사용해야 한다. 페니실린계나 세팔로스포린계 등의 항생제와 뉴퀴놀론계 등의 화학요법제가 있으며 모두을 합해 항생제라고 한다.

소아에서는 월령, 연령에 따라 항생제의 체내 동태가 다르다. 신생아기나 조산아에서는 간기능이나 신장기능의 발달이 미숙하므로 약물의 대사나 배설이 성인에 비해 저하되어 있으므로 혈중농도의 저하가 늦어진다. 따라서 투여 간격을 길게 할 필요가 있다(**표 1**). 그리고 적정한 치료를 실시하기 위해 치료 유효역과 위험역이 가까운 약제에 대해 혈중농도 모니터링(therapeutic drug monitoring, TDM)을 실시하여 적절한 투여량을 설정할 필요가 있다. 현재 Vancomycin hydrochloride, Teicoplanin의 글리코펩티드계와 Gentamicin sulfate, Arbekacin sulfate 등의 아미노글리코시드계에서 실시되고 있다.

정형외과 영역의 감염증에서는 원인균도 연령에 따라 차이가 있으며, 성장 후반기 소아에서는 황색포도구균이나 연쇄구균이 많지만 나이가 어릴수록 그램음성간균 등의 기타 균종도 많이 보이므로, 광범위 스펙트럼의 항생제를 원인균이 확인될 때까지 사용할 필요가 있다.

분류

분류 포인트

- 연령이나 증상, 기타 감염부위로부터의 원인균 등을 고려하여 종류를 선택한다.
- 성장 후반기 소아의 연부조직의 염증에서는 경구 투여인 세팔로스포린계 항생제를 선택한다.
- 골수염 · 관절염의 경우는 항생제를 정맥 투여한다.
- empiric therapy으로는 스펙트럼이 넓은 카바페넴계가 권장된다.
- 각 원인균에 대한 적당한 항생제의 변경을 실시한다.
- 부작용을 고려하여 선택한다.

세팔로스포린계

β-락탐제이며 세균의 세포막 합성을 저해한다. 세팔로스포린계, 세파마이신계, 옥사세팔로스포린계의 총칭이며 경구 세펨은 모두 세팔로스포린계이다. 정형외과 분야에서는 다용되고 있는 약제이며 경구에서는 Cefpodoxime, Proxetil, Cefdinir, Cefditoren, Pivoxil,

Cefcapene pivoxil hydrochloride hydrate 등의 β-락탐제 안정으로 그램음성간균의 항균력이 있는 것이 권장된다. Cefixime, Cefteram, Pivoxil은 포도구균의 적응이 없어 권장되지 않는다.

충분한 효과를 기대하는 정맥투여의 약물로서는 원인균 감수성의 결과로 사용하는 약제를 판단한다.

페니실린계

최초로 발견된 항생제이며 안전성도 높다. 세균의 세포벽 합성을 저해하는 작용으로 살균한다. 발견 후 여러 가지 개발이 진행되며 그람양성구균용, 내성포도구균용, 광역, 항녹농균용, β-락탐제 제제와의 합제의 5종류가 합병되었다. 정형외과 영역에서 사용하는 포도구균에 효과가 있는 경구의 약제로서는 광역 페니실린 Ampicillin, Bacampicillin hydrochloride, Ciclacillin, Amoxicillin hydrate이나 β-락탐제 저해제와의 합제인 Amoxicillin hydrate · Clavulanic acid potassium, Sultamicillin tosilate hydrate hydrate 등을 들 수 있다.

주사에 의한 투여로서는 관절염, 골수염에서 기염균의 감수성이 좋으면 사용하는 경우도 있지만, 정형외과적 질환에서는 원인균을 알 수 없는 초기요법의 경험적 항생제 치료(from empiric therapy)에는 사용하지 않는다.

카바페넴계

세팔로스포린계, 페니실린계와 마찬가지의 β-락탐계 항생제이며 세포벽 합성 저해에 의해 살균력을 갖는다. 신장독성과 신장에 의한 불활화를 위해 기타 배합제를 사용한 Imipenem · Cilastatin sodium, Panipenem · Betamipron이 실용화되었지만, 그 후에 신장독성과 불활화가 개선된 Meropenem hydrate나 Biapenem이 개발되었다. 현재 소아의 적응이 있는 것은 Imipenem · Cilastatin sodium, Panipenem · Betamipron, Meropenem의 3종류이다. 넓은 항균 스펙트럼과 강한 살균성이 있어 가장 강력한 항생제라고 여겨지며, 원인균이 확정되지 않은 소아의 심각한 관절염이나 골수염의 Empiric therapy에서의 사용에 가장 적합한 약제라고 생각된다.

아미노글리코시드계

세균세포질내의 리보솜의 단백 합성을 저해하여 살균 작용을 발휘한다. 농도의존성이며 투여 간격을 길게 하는 것이 가능하다. 신장독성이나 이독성이 있으며 TDM을 실시하는 것이 바람직하다. MRSA에 유효한 Arbekacin sulfate이 사용되는 경우가 있는데 소아에게 사용되는 경우는 많지 않다.

글리코펩티드계

세균벽의 합성 저해에 의해 살균적으로 작용한다. MRSA에 대한 치료제로서 사용되는 Vancomycin hydrochloride과 Teicoplanin이 사용된다. 아미노글리코시드계와 마찬가지로 신장독성과 이독성이 있어 TDM을 실시한다. MRSA에서는 초기 선택 약제라고 볼 수 있다.

테트라사이클린계

단백합성저해제인 Minocycline hydrochloride에 MRSA에 대한 항균력이 있으므로 사용하는 경우가 있다. 그러나 테트라사이클린계의 사용에 의해 소아에서는 치아의 착색, 에

표 1 신생아 · 영아의 정맥주사 항생제의 투여량

계통	약제명	신생아 생 후 1주일 미만				신생아 생 후 1주일 이상	
		체중<2,000g		체중>2,000g		체중<2,000g	
		투여량 (mg/kg)	투여 간격 (시간마다)	투여량 (mg/kg)	투여 간격 (시간마다)	투여량(mg/kg)	
페니실린계	Ampicillin	50	12	50		50	
	Piperacillin sodium	75	12	75	8 8	75	
아미노글리코시드계	Gentamicin sulfate	2.5	18 또는 24	2.5		2.5	
	Amikacin sulfate	7.5	18 또는 24	10	12	7.5	
제3세대 세팔로스포린계	Cefotaxime sodium	50	12	50	12 12	50	
	Ceftriaxone sodium	50	24	50	24	50	
카바페넴계	Imipenem · Cilastatin sodium	25	12	25	12	25	
	Meropenem hydrate	20	12	20	12	20	
항MRSA제	Vancomycin hydrochloride	10~15	12 또는 18	10~15		10~15	

나멜질의 형성부전, 일과성 골발육부전을 일으키는 경우가 있어 소아에 대해서는 다른 약제를 사용할 수 없을 때에만 사용하는 약제이다.

Fosmicin

세포벽의 생합성의 저해에 의한 항균작용을 갖는다. 화학구조가 단순하고 단백결합률이 낮으므로 항원성이 낮고 안전성이 높다. 기타 약제와 병용하여 MRSA 등에 사용하는 경우가 있다.

신생아 생 후 1주일 이상	신생아 생 후 1주일 이상		신생아기 이후		일본에서 기재된 첨부문서 내용
체중<2,000g	체중>2,000g				
투여 간격 (시간마다)	투여량 (mg/kg)	투여 간격 (시간마다)	투여량 (mg/kg)	투여 간격 (시간마다)	
8	50	6	50	6	기재 없음
12	75	8	25~75	4 또는 6	1일 50~123mg/kg을 2~4회로 나누어 정맥주사한다. 중증감염증에는 1일 200mg/kg까지 증량한다.
12	2.5	8	2.5	8	1회 0.4~0.8mg/kg을 1일 2~3회 근육내주입한다.
12	10	12	10	8	1일 4~8mg/kg으로 1일 2회 점적 정맥주사한다
8	50	8	50	6	1일 50~100mg/kg을 3~4회로 나누어 정맥주사한다. 중증감염증에는 1일 150mg/kg까지 증량한다.
24	75	24	50	24	1일 20~60mg/kg을 1~2회로 나누어 정맥주사 또는 점적 정맥주사한다. 중증감염증에는 1일 120mg/kg까지 증량하여 2회로 나눈다.
8	25	8	15~25	6	1일 30~80mg/kg을 3~4회로 나누어 점적 정맥주사한다. 중증감염증에는 1일 100mg/kg까지 증량한다.
8	20	8	20~40	8	1일 30~60mg/kg을 3~4회로 나누어 점적 정맥주사한다. 중증감염증에는 1일 120mg/kg까지 증량한다.
8 또는 12	10~15	6 또는 8	10~15	6	1일 40mg/kg을 2~4회로 분할하여 점적 정맥주사한다.

〈SAKATA HIROSHI(坂田 宏): 소아 항생제의 적절한 투여방법과 투여량을 정하는 방법. 감염과 항생제, 12:125-130, 2009년〉

퀴놀론계

화학요법제이며 세균의 DNA 합성이나 복제를 저해한다. 소아에 적응이 있는 경우는 올드퀴놀론의 Nalidixic acid, Piromidic acid, 뉴퀴놀론의 Norfloxacin뿐이며 제1선택의 치료제가 되는 것은 아니다.

주요 항생제와 약제상호작용

- 세팔로스포린계+furosemide → 세팔로스포린계 신장독성 증강
- Thiomethyltetrazole기를 갖는 세팔로스포린계(cefuroxime, axetil, cefoperazone sodium, cefoperazone sodium · sulbactam sodium, cefmetazole sodium, cefbuperazone sodium, cefminox sodium hydrate, latamoxef sodium)+알코올 → 혈중 아세트알데히드 농도 상승
- cefdinir+철제 → cefdinir의 흡수 저하
- Piperacillin sodium+Methotrexate → Methotrexate의 배출 지연
- Amoxicillin hydrate+Warfarin potassium → Warfarin potassium의 작용 증강
- 카르베페넴계+Sodium valproate → 간질 발작의 재발
- 아미노글리코시드계+마취제, 근이완제 → 호흡 억제
- 아미노글리코시드계+에타크린산, Furosemide → 신장독성 증강
- Glycopeptide+아미노클리코시드 → 신장독성, 이독성 증강
- Tetracycline+Ca, Mg, Al, Fe제 → Tetracycline의 흡수 저해
- Tetracycline+항응고제 → 항응고작용 증강
- 퀴놀론계+비스테로이드계 소염진통제 → 경련
- 퀴놀론계+Aminophylline, Theophylline → Aminopyrine, Theophylline의 대사 억제

부작용

항생제의 부작용에는 투여량에 의존하여 발현하는 증상과 투여량에 무관하게 발현하는 증상이 있다. 또한 투여의 속도에 따라 발현하는 증상도 있고 투여 속도에 의한 혈중농도의 급격한 상승에 의한 것이라고 여겨지는 경우가 있다. 투여량에 관계없는 부작용은 면역학적 기전이라고 생각되며 아나필락시스 쇼크, 피진 등의 과민반응이나 신장장애 등이 있다, 세팔로스포린계, 페니실린계, 카바페넴계의 β-락탐환을 갖는 항생제에 일어나기 쉽

다. 아나필락시스 쇼크에는 스테로이드나 아드레날린, 노르아드레날린의 투여를 실시하여 전신 증상을 개선시킨다. 피진에 대해서는 항히스타민제의 투여를 실시한다.

투여량에 의존하여 발현하는 부작용은 혈중농도나 조직내농도가 위험농도까지 상승하는 것에 의해 발현하는 경우도 있으며, 아미노글리코시드계, 글리코펩티드계는 TDM을 실시하는 적정한 투여량을 설정할 필요가 있다.

또한 글리코펩티드에서는 혈중농도의 급속한 상승에 의해 히스타민 유리작용이 일어나, 목이나 얼굴, 체간부에 발적이 나타나 red man증후군이 생기는 경우도 있어, 60분 이상에 걸쳐 투여한다.

대표적인 부작용은 **표 2**에 나타낸다.

소아에서 특히 주의해야 할 부작용은 테트라사이클린에서의 치아 이상이며, 8세 이하에서는 가능한 사용하지 않는 것이 바람직하다. 또한 경구의 β-락탐 제제는 장내세균총에 영향을 주며, 특히 3세 미만의 유아에서는 설사 등의 소화기 증상을 일으키는 경우가 있다. 뉴퀴놀론은 투여받은 유익한 동물에서 관절장애가 생긴다는 보고가 있어, 소아에서는 적응되지 않는 경우도 많으므로 사용에 주의한다.

주요 항생제의 소아에 대한 적응의 유무를 나타낸 표를 **표 3**에 나타낸다.

다른 요법과의 공존

정형외과질환에서는 우선 국소 안정을 위한 고정을 실시한다. 농양을 형성한 경우나 화농성 관절염 등에서는 소파(술), 세정을 실시하는 drainage(술)을 반드시 행한다. 가능하면 항생제를 혼입한 액으로 관류를 실시한다. 이 경우 지속 수액 세트와 저압지속흡입기를 사용하면 drainage(술)을 실시하기 쉬워진다.

표 2 주요 항생제와 그 부작용

계통	부작용
세팔로스포린계	과민반응, 간장애, 신장장애, 출혈 경향, 경련
페니실린계	과민반응, 간장애, 신장장애, 출혈 경향, 경련
카바페넴계	과민반응, 간장애, 신장장애, 경련
아미노글리코시드계	신장장애, 청각장애
글리코펩티드계	신장장애, 청각장애, 간장애, red man증후군
테트라사이클린계	신장장애, 간장애, 광선과민, 치아착색, 에나멜질 형성부전
퀴놀론계	위장장애, 간장애, 관절장애(동물실험으로 보고됨)

표 3 주요 항생제와 소아 적응의 유무

약제명	소아적응	신생아적응	미숙아적응
Benzylpenicillin potassium	×	×	×
Ampicillin	×	×	×
Ampicillin · Cloxacillin sodium hydrate	○	○	○
Pipercillin sodium	○	×	×
Piperacillin sodium/Tazobactam sodium	○	×	×
Ampicillin sodium · Sulbactam sodium	○	×	×
Cefazolin sodium	○	×	×
Cefmetazole sodium	○	×	×
Cefotiam hydrochloride	○	×	×
Cefotaxime sodium	○	×	×
Ceftriaxone sodium	○	○	○
Ceftazidime hydrate	○	○	○
Cefoperazone sodium · Sulbactam sodium	○	×	×
Cefsulodin sodium	○	×	×
Flomoxef sodium	○	○	○
Cefpirome sulfate	○	×	×
Cefepime hydrochloride hydrate	×	×	×
Cefoperazone sodium	○	×	×
Panipenem · Betamipron	○	×	×
Imipenem · Cilastain	○	×	×
Meropenem hydrate	○	×	×
Aztreonam	○	○	○
Erythromycine	×	×	×
Clindamycin	○	×	×
Gentamicin sulfate	○	×	×
Tobramycin	○	×	×
Amikacin sulfate	○	○	○
Arbekacin sulfate	○	×	×
Vancomycin sulfate	○	○	×
Teicoplanin	○	○	×
Fosfomycin	○	×	×
Chloramphenicol	○	×	×

>> 제네릭 의약품

대부분의 약제가 제네릭 의약품으로 상품화되어 있어, 사용할 수 있다. E-pharma (http://www.e-pharma.jp) 등의 의약품 검색 사이트에서 검색할 수 있다.

CHAPTER 3

검사, 처치를 위한 소아의 진정

기본적인 사용법

성인과 달리 소아는 검사, 처치의 필요성을 이해하지 못하므로 울거나 소란을 피우는 것이 당연하다. 그 때문에 침습 여부를 떠나서 올바르고 안전한 검사 및 치료 진행을 위하여 진정이 필요한 경우가 있다. 그 때 사용하는 약제의 적절한 선택 및 사용량을 이해하는 것은 중요하다. 필요 이상으로 깊이 진정시켜 부작용을 발현시키거나 부작용을 우려한 나머지 불충분하게 진정시켜서 시켜 검사, 처치에 지장을 초래하지 않도록 한다. 진정이 필요한 경우의 관리에 대해 필요사항을 열거한다.

① 적절한 진정 레벨의 설정

② 적정한 음식 섭취 금지 시간의 확보

③ 감시 체제(모니터, 기타) 감시 인원의 확보

④ 사용 약제 및 필요량의 확인

⑤ 적절한 투여

⑥ 검사, 처치 후의 각성 확인

실제 약제 선택의 예

	목적	약제 선택의 예
I	CT, MRI, 골 스캔 등의 영상 진단	Triclofos sodium Chloral hydrate
II	통증을 수반하는 상처 처치, 골절 정복 등	Diazepam Midazolam Ketamine hydrochloride
III	장시간 처치, 침습이 큰 처치	Barbital Propofol

주) 상기 I, II에서는 호흡, 순환 억제가 있으므로 환자 모니터링 및 호흡보조가 가능한 인수, 기구를 휴대하는 것이 원칙이다. Barbital은 히스타민 작용이 있으므로 중증 천식 환자에는 금기이다.

진정에 사용되는 약제

트리클로르초산

호흡억제가 적은 반면, 진정작용이 비교적 약하고 진통 작용은 없다. 침습을 가하는 시술에는 부적합하다. 연령이 높아짐에 따라 반감기가 단축되어 진정이 불충분하게 된다. 신생아 고빌리루빈 혈증을 일으키므로 신생아에게는 주의가 필요.

▶ Triclofos sodium(상품명: tricloryl 시럽) 100mg/mL

투여경로: 경구

사용량: 20~80mg/kg, 효과가 없을 때 10~40mg/kg 추가

작용시간: 2~8시간

▶ Chloral hydrate(상품명: escre 좌약)

투여경로: 직장내

사용량: 30~50mg/kg

작용시간: 2~8시간

Benzodiazepam

투여 방법이 다양하며 작용 발현까지의 시간이 짧다. Midazolam은 특히 효과가 신속하게 나타난다. 진통작용은 없고 호흡억제에 주의하여 사용한다. 효과의 정도 발현에는 개인차가 있다. 부작용으로 서맥, 저혈압, 흥분, 혼미, 혈관염 등이 있으며, 녹내장에는 금기이다.

▶ Diazepam(상품명: cercine, horizon) 주사액 5g/mL, 1% 산제. 0.1% 시럽, 2, 5, 10mg 정제

정맥투여: 0.04~0.2mg/kg

경구투여: 0.12~0.8mg/kg

작용시간: 2~4시간

▶ Midazolam(상품명: dormicum) 5mg/mL

정맥내 투여: 5세 이하 0.05~0.1mg/kg으로 시작하여 2~3분 간격으로 반복한다.

최대 0.6mg/kg: 6세 이상 0.025~0.5mg/kg으로 개시하여 2~3분 간격으로 반복한다. 최대 0.4mg/kg

경구투여: 상품화가 가능한 지역적 차이가 있으나, 시럽과 혼합하여 투여하는 방법이 보고되고 있다.

Ketamine

발현 시간이 짧고 작용시간도 짧다(5~10분). 진통작용에 뛰어나며 호흡, 순환 억제가 적다. 결점으로서 분비물의 증가, 환각, 악몽, 두개내압항진 등이 있다. 근육주사용 바이알도 시판되고 있으며 농도가 다르므로 주의한다.

▶ Ketamine hydrochloride(상품명: ketalar) 정맥주사용 10mg/mL

정맥투여: 1mg/kg(최대 2mg/kg) 1~2분에 걸쳐 천천히 정맥주사

Propofol

부작용이 적으며 투여 종료 후 30분 이내에 신속히 각성한다. 마취과 의사와 상의하며, 약물에 대하여 숙지하는 것이 중요하다.

▶ 상품명: Dipriban 10mg/mL

정맥투여: 0.5mg/kg/시

Barbital

초단시간 작용 정맥 마취제이다. 호흡순환억제가 있으므로 충분한 호흡관리를 할 수 있는 체제에서 투여한다. 중증 천식 환자에는 금기

▶ 상품명: Isozol

정맥투여: 2~5mg/kg

소아 정형외과 분야에 있어서도 현재도 다양한 침습적인 검사, 시술 등이 필요할 수 있다. 통증은 없어도 성인과 달리 소아는 가만히 있지 못하기 때문에 검사, 치료가 원만하지 않을 수 있다. 따라서 필요에 따른 진정이 필요하게 된다. 그러나 진정을 실시하려면 호흡기계, 순환기계의 억제 효과를 수반하는 것을 충분히 파악, 이해하는 것이 필요하다.
진정의 목적은 안전 또는 유효한 검사 및 처치인 것은 물론이거니와 환자의 불쾌함과 통증을 최소한에 그치게 하여, 정신적 트라우마가 남지 않게 하는 것이다. 심전도, 초음파검사, CT나 MRI 등 통증은 없지만 일정 시간 정지하는 것이 필요한 검사에는 진정제 또는 수면제를 선택한다. 골절이나 탈구의 정복, 광범위한 상처 처치 등은 진통제가 필요하다. 필요에 따라 적절한 약제의 선택 및 사전의 충분한 준비, 인원확보가 중요하다.
목적과 필요성을 고려하여 진정 레벨을 결정하는데 미국 소아과학회(American academy of pediatrics, AAP)나 미국마취과학회(America society of anesthesiologysts, ASA)가 진정에 대한 가이드라인을 발표하였다.

미국 마취과학회는 진정의 레벨을 4개로 나누어 정의하고 있다(**표 1**). 필요 이상으로 깊은 진정은 합병증의 위험을 높여 합병증을 피하는 것 뿐 아니라 정신을 빼앗겨 불충분한 진정이 되어 당초의 검사, 처치의 목적을 달성할 수 없게 된다. 또한 가장 가벼운 단계의 진정 이외에서는 식사 제한 시간을 반드시 지켜야 한다(**표 2**).

Cote[3] 등은 20세 이하의 환자의 처치 시 진정에 의한 합병증에 대해 보고하였다. 정보가 불충분한 증례를 제외하고 95예에서 합병증이 있었고, 51예가 사망하였고, 9예가 항구적 정신적 합병증을 경험하였고, 35예에서는 병원 입원 기간이 연장되었다. 합병증은 치과 진료 예가 1/3을 차지한다고 보고되고 있다. Malviya 등[4]은 18세 이하의 증례를 검토하여 1,140예 중 1/5에 얼마간의 유해사상이 발생하였다고 보고했고, 그 중 산소포화도의 저하에 의한 합병증은 5.5%로 올라가고 있다. 교훈으로서 합병증은 어떠한 약제를 사용해도 일어날 수 있다. 일반적으로 진정의 레벨이 깊을수록 합병증은 많은 경향이 있다. 또한

표 1 미국 마취과학회가 제창하는 진정 레벨 정의

	Minimal sedation	Moderate sedation	Deep sedation	General anesthesia
호흡	부르면 정상 반응	신체 자극에서 합목적 반응이 있음	자극의 반복이나 통증 자극으로 합목적 반응이 있음	통증 자극으로 각성하지 않음
기도	영향 받지 않음	도움을 필요로 하지 않음	도움이 필요한 경우가 있음	도움이 종종 필요함
자발호흡	영향 받지 않음	충분함	불충분할 때가 있음	불충분한 경우가 많음
순환기	영향 받지 않음	보통 유지됨	보통 유지됨	유지되지 않는 경우가 있음
적응되는 검사, 처치	EKG, 초음파검사, CT, MRI	CT, MRI, RI, 관절 천자 등, 골절의 정복 등	관절 천자, 골절의 정복, 혈관조영검사	수술에 준함

(미국마취과학회, 2002)

표 2 처치 전 식사 제한 시간의 기준

종류	필요 시간
물, 녹차, 쥬스 등	2시간 이상
모유	4시간 이상
분유, 우유, 가벼운 식사	6시간 이상

(미국마취과학회, 2002)

체중이 가벼울수록 연령이 낮을수록, 특히 만 1세 이하 영아에서 자주 발생한다. 인적 원인으로서 고려되는 것은 약제의 과량투여, 불충분한 모니터링 등이다. 실제 현장에서 처치를 담당하는 의사가 모니터링을 하면서 처치를 실시하는 것은 위험요소가 있으므로 모니터링은 다른 의사가 실시하는 것이 권장된다.

진정의 실제

약제에 의존하지 않는 진정

엄밀한 정지가 불필요, 보호자 등과 동석이 가능한 처치, 통증을 수반하지 않는 처치 등에 관해서는 장난감 등으로 시선을 돌리게 하고 텔레비전, 비디오를 보여주면 약제를 사용하지 않는 방법도 고려해보아야 한다. 또한 분유, 쥬스 등을 마시게 하면서 동시에 처치하는 것도 유효하지만 효과는 신생아, 영아에 국한된다. 처치 시간을 미리 결정해두어 보호자에게 분유 시간을 조절하게 하면 효과적이다. 30% 글루코오스를 경구투여하면 엔돌핀이 유리되어 진통효과가 있다는 보고도 있다.[5)]

수면이 필요한 검사, 영상 진단(CT, MRI, RI 등)

준비로는, 전날은 잘 쉬게 하여 당일은 평상시보다 빨리 일어나게 하고, 검사 전에 낮잠은 자지 않도록 보호자에게 지시해둔다. 가능하면 낮잠 시간에 검사를 예정한다. Triclofos sodium 80mg/kg을 검사 예정 시각 30분 전에 투여한다. 시럽을 먹을 수 없는 아이에게는 포수 클로랄 50mg/kg을 사용한다. 효과가 나타나지 않는 경우는 반량 추가 투여한다. 수면을 확인한 후 검사실로 이동한다.

통증을 수반하는 처치(광범위한 처치, 골절, 탈구의 정복 등)

식사 제한 시간을 확인한다. 모니터, 기도확보를 위한 준비, 전신 상태의 감시에 필요한 인원 확보를 실시한다. 정맥 루트를 확보한 후 Ketamine hydrochloride 정맥주사용 1mg/kg을 1~2분에 걸쳐 천천히 정맥주사한다. 효과가 불충분, 또는 처치가 길어져 진정에 시간 연장이 필요한 경우는 반량을 추가한다. 처치가 끝난 후에는 충분히 감시해 완전 각성한 후 정맥 루트를 제거한다.

【참고문헌】

1) American Academy of Pediatrics, et al : Guidelines for monitoring and management of pediatric patients during and after sedation for diagnostic and therapeutic procedures ; An update. Pediatrics, 118 : 2587-2602, 2006.
2) An Updated Report by the American Society of Anesthesiologists Task Force on Sedation and Analgesia by Non-Anesthesiologists : Practice Guidelines for Sedation and Analgesia by Non-Anesthesiologists. Anesthesiology, 96 : 1004-1017, 2002.
3) Cote CJ, et al : Adverse sedation events in pediatrics ; A critical incident analysis of contributing factors. Pediatrics, 105 : 805-814, 2000.
4) Malviya S, et al : Adverse events and risk factors associated with the sedation of children by nonanesthesiologists. Aneth Analg, 85 : 1207-1213, 1997.
5) Skogsdal Y, et al : Analgesia in newborns given oral glucose. Acta Paediatr, 86 : 217-220, 1997.

CHAPTER 4

수술 전후에 이용하는 약제

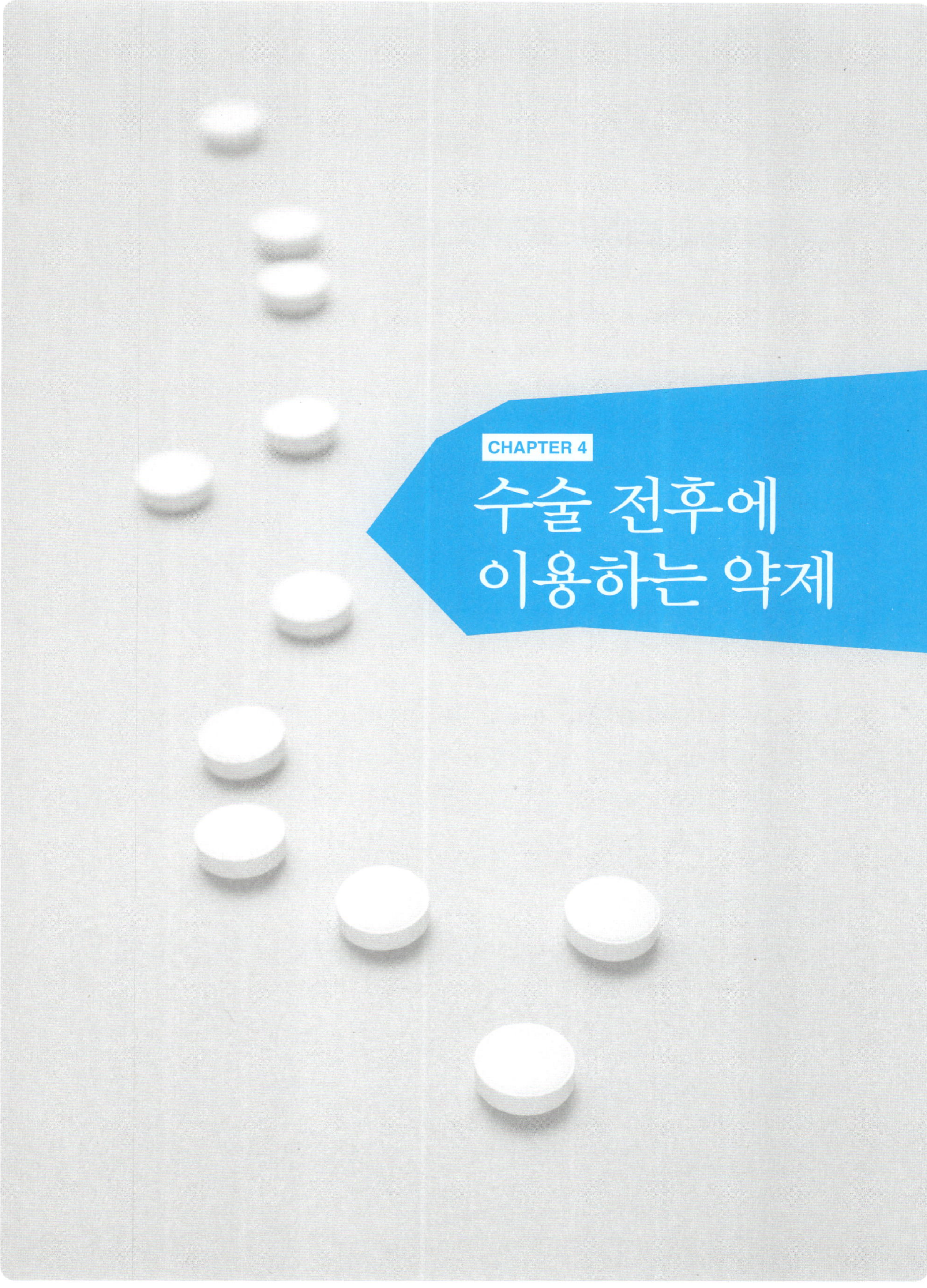

CHAPTER 4

수술 시에 사용하는 약제

수술 전후 시기에 예방적 항생제의 사용법

① 예방과 치료를 구별하여 사용한다.

② β-락탐계의 항생제를 제1선택으로 한다.

③ 1회 투여량은 그 항생제의 표준투여량으로 한다.

④ 수술 전 투여는 집도 30분 전부터 투여한다.

⑤ 수술 중 투여는 3시간마다 투여한다.

⑥ 수술 후 투여는 6~8시간마다 48시간 이내에 종료한다.

⑦ 신장기능장애가 있는 경우는 투여 간격을 둔다.

수술 전후 시기에 항응고제의 사용법

① 일반적으로는 Enoxaparin sodium이나 Fondaparinux sodium을 선택하여 사용한다.

② 각각의 체중, 신장기능을 평가하여 투여량을 결정한다.

③ 수술 후 24시간 이후에 이상한 상처 출혈이 없는 것을 확인한 후 투여를 시작한다.

④ 경막외 카테터가 설치되어 있는 경우, 제거 후 2시간 이상 경과하고 나서 시작한다.

⑤ 심각한 출혈을 보이는 경우, 신선동결혈장의 투여와 외과적 지혈을 고려한다.

⑥ Enoxaparin sodium을 과량 투여했을 경우, 중화제인 Protamine hydrochloride을 투여한다.

실제 약제 선택의 예

① 수술 전후 시기에 사용하는 예방적 항생제

수술 전 제1세대 세팔로스포린계 약제인 Cefazolin sodium(CEZ) 1g을 집도 30분 전에 점적한다.
수술 중 Cefazolin sodium 1g을 3시간마다 추가 투여한다.
수술 후 Cefazolin sodium 1g을 6~8시간마다 점적 정맥주사하여 수술 후 24~48시간 이내에 종료한다.

② 수술 전후 시기에 사용하는 항응고제

수술 후 24시간이 경과하고 수술 부위에 이상한 출혈이 없는 것을 확인한 후 Enoxaparin sodium은 2,000단위 1일 2회, Fondaparinux sodium은 2.5mg 1일 1회에서 피하투여를 시작한다. 투여 기간은 임상시험에 준하여 10~14일 후 충분한 보행 능력을 얻어 VTE의 위험이 저감한 단계에서 투여를 중지한다.

금기(X) · 신중투여(△) · 병용주의(!)

① 수술 전후 시기에 사용하는 예방적 항생제

× 항생제에 쇼크의 기왕이 있는 환자
△ 항생제에 과민증의 기왕이 있는 환자
△ 알레르기 질환이 있는 환자
△ 약제 알레르기가 있는 환자
△ 신장기능장애
△ 고도간기능장애
△ 고령자
△ 저체중
△ 임신부

② 수술 전후 시기에 사용하는 항응고제

× 출혈성 궤양
× 출혈 경향
× 악성 종양
× 동정맥기형
× 중증 또는 조절 불가능한 고혈압
× 만성 심부전
× 만성 간부전
× 임신부
△ 신기능장애
△ 고도간기능장애
△ 고령자
△ 저체중

수술 후 감염 예방에 대한 항생제의 적정 사용

개요

정형외과 영역의 혈청 수술, 특히 인공관절 수술 등의 큰 생체 재료를 삽입하는 수술에 있어, 수술감염(surgical site infection, SSI)은 그 기능적 손실이 크므로, 특히 주의를 기울여야 한다. 항생제의 예방적 투여가 수술 후의 SSI의 발생률을 저하시키는 것은 1970년부터 수많은 검증이 이루어져 오늘날 합의(consensus)를 얻게 되었다. 여기에서는 어떠한 항생제를 어느 정도의 양, 어느 정도의 간격으로 얼마 동안 투여를 해야 하는지를 기술한다.

분류

분류 포인트

- β-락탐계의 항생제를 제1선택으로 한다.
- 수술 전 투여는 집도 30분 전부터로 한다.
- 수술 중 투여는 3시간 간격으로 실시한다.
- 수술 후 투여는 6~8시간마다, 48시간 이내에 종료한다.

예방적 항생제의 선택

정형외과 영역의 청결수술에 있어서 SSI에 관여하는 균은 기타 외과수술과 달리 일반적으로 피부에 존재하는 균이 되기 때문에 황색포도구균이나 표피포도구균이 된다. 그 때문에 선택되는 항생제는 세팔로스포린계 약제나 페니실린계 약제의 β-락탐계 약제가 된다. 일반적으로 제1세대 세팔로스포린계 약제인 Cefazolin sodium(CEZ)이 많이 이용되고 있다. 그러나 각 시설에 의해 SSI의 원인균으로서 빈도가 높은 세균에 대한 약제감수성을 파악한 후에 선택되어야 한다. 그러나 메치실린 내성 황색포도구균(MRSA)이나 표피포도구균(MRSE)에는 Cefazolin sodium은 효과가 없다. 예방적 항생제로서 일상적으로 Vancomycin hydrochloride를 이용하지 않지만 MRSA 보균자에 있어서 인공물을 삽입할 때에는 Vancomycin hydrochloride의 투여가 필요하게 되는 경우가 있다.

항생제의 투여 방법

▶ 수술 전 투여

어떠한 타이밍에 항생제를 투여하는지는 외과 영역의 대규모의 적극적인 연구 보고가 있다. 외과 영역의 수술을 실시한 2,847예에 있어서 집도 전 2시간 이내에 항생제 투여를 받은 군의 SSI의 발생률이 0.6%로 가장 낮다고 보고된다(**표 1**). 또한 인공고관절치환술을 시행한 1,922예에 대한 예방적 항생제에 대한 보고에서도 집도 30분 이내의 항생제 투여가 SSI의 발생률이 가장 낮다고 여겨진다. 한편 항생제 투여 후의 유효 혈중 농도에 달할 때 까지의 시간에 대해 보면, 인공관절치환술을 시행한 77예에 세팔로스포린계 항생제인 Cefuroxime sodium(CXM) 1g을 마취 도입 시에 투여하여 혈중, 뼈, 관절활막에서 항생제 농도를 했을 때, 투여 후 15~75분 후에 포도구균이나 대장균에 대해 MIC를 초과하는 농도를 얻을 수 있다고 한다. 즉 예방적 항생제의 효과를 충분하게 발휘시키는 데에는 세균의 노출이 시작되는 피부 절개 시에 항생제의 혈중 및 조직농도가 살균적으로 작용하여 농도에 달하는 것이 중요하다. 또한 그 1회 투여량은 각각의 항생제의 표준투여량으로 알맞다(예를 들어 CEZ이면 1g).

한편 정형외과의 하지수술에 있어서는 지혈대를 사용하는 경우가 많은데 이 때 투여시기도 문제가 된다. 하지수술을 실시한 47예에서 항생제 투여 후 약 10분, 20분, 2시간, 4시간에 지혈대를 압박하여 수술을 시작하고 피부, 피하지방, 근육, 뼈에서 항생제 농도를 측정해보니, 투여 후 20분에 지혈대를 넣은 군에서 국소농도가 가장 높다고 보고된다.

이러한 것들로부터 예방적 항생제를 투여하는 경우는 피부절개 시에 이미 유효혈중 및 조직농도에 달하게 되어, 세팔로스포린계 약제에서는 수술 직전 즉, 집도 30분 전에 표준 투여량의 항생제를 투여할 필요가 있다. 또한 지혈대를 사용하는 경우는 항생제 투여 후 20분 정도 간격을 두는 것이 바람직하다.

표 1 수술 시 예방적 항생제의 투여 기간과 그 후의 외과수술부위 감염(SSI)의 발생률

항생제 투여 시(n=2,847)	SSI의 발생률
수술 전 2~24시간(369)	3.8%
집도 2시간 이내(1,708)	0.6%
수술 후 3시간 이내(282)	1.4%
수술 후 3시간 이상(488)	3.3%

(문헌 1에서 인용)

▶ 수술 중 투여

수술 중에는 항상 세균 노출이 계속해서 일어나므로 수술시간이 길어지거나 출혈량이 많아진 경우는 항생제를 추가 투여하여 유효 농도를 유지한다. 수술 중의 추가투여에 있어서 CDC(center for disease control and prevention, 미국질병대책센터)는 조직내농도, 혈중반감기, 기인균의 MIC 90 등의 인자를 들 수 있다. 예를 들어 세팔로스포린계 항생제인 Cefazolin sodium의 경우 같은 세팔로스포린계 중에서도 혈중 반감기가 약 3시간으로 길고 이 점에서도 예방적 항생제로서 유리한 약제라고 여겨지지만, 수술 중에는 3~4시간마다 추가 투여가 필요하다.

인공관절치환술 시에 항생제를 Drug Delivery system(DDS)로서 유효하게 국소조직농도를 올릴 목적으로 골신티그램 gentamicine sulfate(GM) 등의 항생제를 추가하여 사용하는 경우가 있다. 340예의 인공슬관절치환술에 대해 세팔로스포린을 함유한 시멘트를 사용한 군과 사용하지 않은 군을 비교한 결과, 항생제 함유 시멘트를 사용한 쪽이 유의하게 감염률이 저하하였다고 보고되고 있다. 한편 여러 나라에서 판매되고 있는 항생제 함유 시멘트는 GM 등을 약 2.5%로 혼입하여 판매되고 있다. 또한 저용량(5% 이하)의 항생제 함유 시멘트는 임플란트의 고정 강도를 충분히 얻을 수 있다는 보고도 있다. 이것으로부터 우리들은 인공슬관절의 임플란트고정에는, 일상적으로 항생제를 2.5% 정도 함유시킨 시멘트(시멘트 40g에 대해 1g)를, 재치환술이나 고위험(면역기능저하상태, 당뇨병, 간경변, 부갑상선기능저하 등)의 경우는 5%로 사용하고 있다. 또한 시멘트가 굳을 때 발생하는 중합열에 의해 항생제의 활성 저하가 생기기 어려운 아미노글리코시드계 항생제를 사용하는 것은 유리하다. 또한 MRSA 보균자에게 인공물을 삽입하는 경우에는 Vancomycin hydrochloride의 사용이 필요하다.

▶ 수술 후 투여

예방적으로 가장 많이 사용되는 항생제인 세팔로스포린계 및 페니실린계의 β-락탐계의 살균 효과는 PK-PD(pharmacokinetic-pharmacodynamic) 이론에 따라 time above MIC(혈중농도가 MIC 이상으로 유지되는 시간)가 길수록 유효한 살균 효과를 나타낸다. 이것으로부터 시간의존성의 β-락탐계 항생제는 1회 사용량을 늘리는 것으로 투여 횟수를 증가시키는 것이 효과적이라고 여겨진다. 세팔로스포린계 항생제는 혈중반감기가 짧아 대부분의 약제가 약 1~2시간이다. 따라서 1회 투여량은 그 표준투여량(예를 들어 CEZ이라면 1g)을, 6~8시간마다 투여하는 방법이 널리 이용되고 있다.

그러나 β-락탐계의 항생제를 비롯하여 예방적으로 사용하는 항생제는 대부분이 신장에서 배설되므로 신장기능이 저하되고 있는 경우는 배설지연을 고려할 필요가 있다. 약제인 신장클리어런스는 크레아티닌청소율(Ccr)에 비례하므로 우선 Ccr을 산출한다.

Ccr의 근사식(Ccckcroft−Gault의 식)

$$Ccr=\frac{(140-\text{연령})\times\text{이상체중(kg)}}{72\times\text{혈청Cr}}\quad(\text{여성}\times0.85)$$

시간 의존성의 β−락탐계 항생제는 대부분의 경우 투여 간격을 연장하는 방법으로 Ccr 수치를 기준으로 조절한다(**표 2**).

투여 기간에 대해서는 수술 후 48시간을 넘는 투여는 내성균의 발생 빈도를 증가시키므로 수술 후 48시간 이상의 예방적 투여는 실시하지 않는다.

예방적 항생제 투여 시의 부작용

아나필락시스

항생제 투여에 수반하는 쇼크 및 아나필락시스양 증상의 발현이 드물게 보고되고 있으며 충분한 배려가 필요하다. 즉시형 알레르기 반응을 의심하게 하는 것으로서 주사국소의 반응에서는 주사부위로부터 중추에 걸친 피부발적, 팽진, 통증, 소양감 등이 있으며 전신 반응으로서는 저림감, 열감, 두통, 어지럼증, 이명, 불안, 빈맥, 혈압저하, 불쾌감, 구내 · 인후부 장애(disorder), 구갈, 기침, 천명, 복부연동, 발한, 오한, 발진 등이 있다.

항생제 투여에 관련된 아나필락시스 대책의 가이드라인에서 항생제의 사용 시에 다음과 같은 조치를 취할 것이 권장된다.

① 사전에 기왕력 등에 대해 충분한 문진을 실시할 것. 또한 항생제 등에 의한 알레르기력은 반드시 확인할 것.

② 투여할 때 반드시 쇼크 등에 대한 구급처치를 취할 준비를 해둘 것.

③ 투여 시작에서 투여 종료까지 환자를 안정 상태로 유지시켜 충분한 관찰을 실시할 것. 특히 투여 개시 직후에는 주의 깊게 관찰할 것.

표 2 신장기능에 따른 예방 항생제의 투여방법(Cefazolin sodium의 경우)

Ccr(mL/분)	투여 방법	수술 중 추가 투여
정상	1g, 6~8시간마다	3시간마다
>50~90	1g, 8시간마다	3시간마다
10~50	1g, 12시간마다	6시간마다
<10, 투석 환자	1g, 24시간마다	수술 전 1회만
투석 시의 보충	투석 후에 0.5~1g 추가	수술 전 1회만

즉 항생제에 의한 쇼크, 아나필락시스양 증상의 발생을 확실하게 예지할 수 있는 방법이 없으므로 충분한 대책과 쇼크에 바로 반응할 수 있도록 준비가 필요하다.

부작용을 일으키지 않기 위한 체크 리스트

- ✓ 쇼크의 기왕력
- ✓ 항생제에 대한 과민증의 기왕력
- ✓ 알레르기질환
- ✓ 약제 알레르기
- ✓ 신장기능장애
- ✓ 고도 간기능장애
- ✓ 고령자
- ✓ 임신 유무
- ✓ 저체중

수술 전후 시기에서의 정맥혈전색전증(venous thromboembolism, VTE) 예방

개요

심부정맥혈전증(deep vein thrombosis, DVT) 환자의 50~60%에 무증후성의 폐색전증(pulmonary enbolism, PE)이 검출되고, 또한 유증상성 PE 환자의 50~80%에 무증후성 DVT가 나타나는 것으로 DVT와 PE는 일련의 병태라고 여겨져, 이를 합해 정맥혈전색전증(venous thromboembolism, VTE)이라고 부른다. 즉, PE의 원인이 되는 정맥혈전은 대부분이 하지심부정맥에서 유래되었다고 판단된다. 따라서 가장 문제가 되는 치사성 PE의 발생을 막으려면 VTE 전체를 예방하여 그 발생률을 저감해야 한다. 예방에 중점을 두는 이유로는 ① DVT의 발생 빈도가 50~65%로 높은 점, ② VTE는 임상 증상이 부족하여 조기진단이 어려운 점, ③ 발생 후의 사망률이 높고 진단률 향상만으로는 예후 개선이 되지 않는 점 등을 들 수 있다. 또한 증후성 PE 중 50%는 쇼크를 발생시키고, 쇼크가 동반된 경우의 사망률은 약 30%에 이른다. 그리고 사망 예의 약 50%는 발병 후 1시간 이내의 사망으로서, 발병 이후의 진단 및 치료는 그 효과에 제한이 따른다.

일본의 VTE 예방 가이드라인에는 정형외과적 처치 및 수술에서 DVT의 발생 빈도로부터 위험도의 계층화가 실시되어(**표 3**), 그에 따라 예방 방법을 시행하는 것이 권장되고 있다(**표 4**).

표 3 VTE 위험도의 계층화

위험도 레벨	수술
저위험	상지 수술
중위험	장골로부터의 채골이나 하지로부터의 신경이나 피부의 채취를 수반하는 상지 수술 척추 수술 척추 · 척수 수술 하지수술 대퇴원위부 이하의 단독 외상
고위험	인공고관절치환술 · 인공슬관절치환술 · 고관절골절수술(대퇴골골간부 포함) 골반골절술 하지악성종양수술 중증 외상(다발 외상) · 골반 골절 하지수술에 VTE의 부가적인 위험인자가 합병하는 경우
최고위험	「고위험」 수술을 받는 환자에 VTE의 기왕력 또는 혈전성 소인의 존재가 있는 경우

또한 VTE 예방을 생각하여 Virchow의 triad(혈관내 혈액응고의 3요인)은 중요하다고 생각된다. 즉, ① 혈역동학적 변화(혈류의 어혈 및 와류), ② 혈관내피 손상, ③ 혈액과응고 상태, 이 3요인을 가능한 낮추는 것이 VTE 예방이라고 생각하고, 예방에는 약물에 의한 항응고요법과 더불어서 이 3요인에 대한 다면적인 접근이 필요하다.

분류

분류 포인트

1. 혈류의 울체 방지
   - 조기 운동요법 및 조기 물리치료요법 조기이학요법
   - 고탄력 스타킹 착용
   - 간헐적 공기 압박 장치(IPC)의 사용
2. 혈관내피손상 방지
   - 불필요한 수술 조작의 회피, 지혈대를 사용하지 않는 것
3. 혈액과응고 상태 방지
   - 수질내 가압조작의 회피
   - 항응고요법(일반적으로는 Enoxaparin sodium이나 Fondaparinux sodium을 선택하여 사용한다)

혈역동학적 변화(혈류의 어혈 및 와류) 방지

▶ 조기 운동요법 및 조기 물리치료요법

하지의 자동운동, 특히 보행은 하지의 근육 펌프 기능을 발휘시키는 것에 의한 혈류 증가 작용에 따라 VTE를 방지한다. 수술 시에는 마취에서 깨어나는 대로 족관절의 자동운동을 적극적으로 시작하게 하여, 침상 안정 기간에서는 하지정맥 혈류를 촉진한다. 그리고 하중 보행도 가능한 한 조기에 실시하는 것이 바람직하다.

표 4 위험도 레벨에 의한 권장 예방법

위험도 레벨	권장 예방법
저위험	조기 이상 및 적극적 하지 운동
중위험	고탄력 스타킹 또는 간헐적 공기압박법
고위험	간헐적 공기압박 또는 항응고요법
최고위험	항응고요법(간헐적 공기압박법 또는 고탄력 스타킹 병용)

(문헌 2에서 인용)

▶ 고탄력 스타킹 착용

고탄력 스타킹은 표재정맥을 압박하여 심부정맥을 증가시켜 VTE를 예방한다. 고탄력 스타킹의 DVT 예방 효과를 해외 조사결과에서 보면, 저 · 중위험 수술에 대해서는 일정 효과가 나타나지만 고위험 수술에서의 유효성은 낮다고 보아 항응고요법이 선택된다.

▶ 간헐적 공기압박장치(IPC) 사용

하지에 감은 커프에 공기를 간헐적으로 보내 근육을 압박하는 것으로 혈액을 정맥에 환류시키는 IPC(intermittent pneumatic compression device)의 사용에 의해 혈전의 형성을 예방한다. 중 · 고위험 수술에 있어서는 비교적 높은 상대 위험 감소율이 보고되고 있다. 그러나 침대 위 안정 시는 상시 장착하지 않으면 안 되는 등 반드시 지켜야 하는 문제가 있다. 또한 심부정맥혈전증에서의 사용은 금기이므로, 이미 혈전이 형성되어 있는 것이 상정된 경우에는 사용하기 어려운 면이 있다.

혈관내피손상 방지

▶ 불필요한 수술 조작 회피, 지혈대를 사용하지 않는 것

과도한 근구에 의한 견인 조작이나 관절의 탈구 조작은 혈관내피 손상이 생긴다고 생각된다. 한편 하지 수술에서 사용되는 지혈대는 동맥혈류를 목적으로 280~320mmHg의 가압을 실시하기 위해 혈류의 울체, 혈관내피손상이 예상된다. 수술 시에 지혈대 비사용은 VTE 최고 위험 환자에서는 고려해야 하는 예방법의 하나이다. 또한 지혈대를 사용하는 경우에는 가능한 한 저압으로 단시간 사용한다.

혈액응고상태 방지

▶ 수질내 가압조작 회피

하지수술에 있어서 골수내에 가이드나 라스프(rasp)를 삽입하는 것같은 수질내 가압조작을 가하면, 정맥 안에 색전 물질을 밀어내는 것이 되어 VTE의 위험을 높일 가능성이 있다. 따라서 수내 리머가공(reaming)을 천천히 부드럽게 실시하여 골공으로부터의 배액을 촉진하도록 세로로 파인 가이드로드를 사용해야 한다.

▶ 항응고요법

Warfarin potassium

Warfarin potassium의 항응고작용은 비타민 K 의존성 인자(제II, VII, IX, X 인자)의 단백합성을 저해하는 것에 의한다. 따라서 혈중에 존재하고 있는 응고인자가 대사될 때까지 효과는 발현되지 않는다. 내복 시작으로부터 효과발현까지 3~5일 정도 소요된다. Warfarin potassium은 각각 항응고효과가 다르므로 프로트롬빈 시간의 국제표준화비(PT-INR)가 목표 수치가 되도록 용량을 조절한다. 통상적 가이드라인에서의 DVT 예방으로, PT-INR의 목표치를 1.5~2.5로 하고 있다.

Heparin calcium(미분획 헤파린)

Heparin calcium(미분획 헤파린)은 돼지의 장점막에서 묘출된 편균 분자량이 15,000이나 되는 산성 뮤코다당체(mucopolysaccharide)의 혼합물이다. 또한 항응고제로서 여러 가지 작용을 하는데 주요한 것은 항트롬빈, 항Xa작용이다. 미분획 헤파린이 안티트롬빈 III(ATIII)와 복합체를 만들며 트롬빈이나 Xa 외에 X IIa, X Ia, IXa, VIIa 활성을 저해한다. 일본에서는 DVT 예방으로서 용량 조절이 불필요한 저용량 미분획 헤파린(상품명: caprocin 피하주사 용)이 이용되고 있다. 이것을 8시간 또는 12시간마다 5,000단위를 피하주사한다. 또한 정맥주사한 경우의 혈중반감기는 60분으로 짧다.

우리는 PE의 기왕력이 있어 영구형 하대정맥 필터를 설치하여 현재도 Warfarin potassium 등 항응고제를 복용하고 있는 환자, 또는 뚜렷한 PE의 기왕력이 있어 D-dimer 고치에서 하지초음파 에코(US)에서 DVT가 나타나는 환자를 「초음파 고위험 환자」로서 취급하고 있다. 이와 같은 환자의 경우, 수술 전에 용량 조절 미분획 헤파린을 지속 점적 투여하여 APTT(활성화 부분 트롬보플라스틴 시간)가 2.5배 정도로 연장되도록 투여량을 조절한다. Warfarin potassium을 내복하고 있는 경우에는 헤파린 투여 시작과 동시에 중지한다. 수술 전 6시간으로 헤파린을 중지하고 ACT(전혈응고시간) 또는 Activated Partial Thromboplastin Time(aPTT)에서 헤파린의 비활성화를 확인하고 수술을 실시한다. 수술 후 8시간이 경과하여 거의 지혈이 완료되었다고 생각되는 시점에서 헤파린 수술 전 투여량을 지속하여 투여, 다음날 아침 aPTT를 측정하고 헤파린 투여량을 증량하여 aPTT가 2.0~2.5가 되도록 투여량을 조절한다. 이것은 수술 후 응고항진때문에 헤파린의 효과가 감소하기 때문이다. 또한 Warfarin potassium을 유지량의 2배부터 투여 개시하고 3일째에 PT(INR)을 측정하여 1.5배 이상으로 연장하면 헤파린은 중지하고 Warfarin potassium은 유지량으로 감량한다. 수술 전부터 DVT가 발견된 환자에게는 수술 후 6개월 Warfarin potassium 중지를 시도한다. D-dimer를 측정하여 다시 높은 수치를 나타내려면 혈액 내과 진료를 받게 하여 혈전성 소인에 대한 정밀검사를 실시한다. 심방세동 등으로 warfarin 조절을 받을 수 있는 환자도 위에 말한 것에 따라 용량 조절 미분획 헤파린에 의한 일시적인 치환을 실시한다.

Enoxaparin sodium

Enoxaparin sodium(평균 분자량: 약 4,500)은 미분획 헤파린을 산소나 화학적 처리로 저분자화한 저분자 헤파린(상품명: clexane 피하주사 키트)이다. Enoxaparin sodium은 응고 Xa인자의 억제가 주요 작용이며, 트롬빈의 억제 효과가 적으므로 트롬보플라스틴 시간의 연장 작용은 약하고 혈소판에 대한 영향이 적어 출혈 경향이 약하다고 되어 있다. 한편 미분획 헤파린과 비교하여 반감기가 길며(약 3.2시간), 1일 2회(1회 20mg)의 피하투여로 VTE 발증 억제 효과가 나타나는 점도 특징이다. 피하투여된 경우의 생물학적 이용률이 미분획 헤파린에서 29%, Enoxaparin sodium에서 90%이며 약물동태가 예지적이며 APTT에 의한 모니터링은 필요없다. 그러나 저체중의 증례나 신장기능장애의 증례에 있어서는 감량이나 투여 간격의 연장을 하여 사용해야 한다(**표 5**).

Fondaparinux sodium

Fondaparinux sodium(상품명: arixtra 피하주사)는 혈액응고 과정에서 안티트롬빈 III(ATIII)과 결합하여 혈액응고 제Xa인자를 선택적으로 저해한다. 제Xa인자는 프로트롬빈으로부터 트롬빈을 생성하고, 트롬빈은 정맥혈전의 생성에 중요한 피블린 형성을 촉진한다. 이 제Xa인자를 저해하는 것으로 Fondaparinux sodium은 정맥혈전의 형성을 억제한다. 따라서 생리학적인 지혈에는 비교적 영향이 적다고 생각된다. Fondaparinux sodium은 피하투여될 때의 생물학적 이용률이 100%이기 때문에, 약물동태가 예측가능하여 모니터링을 할 필요가 없다. 한편 Fondaparinux sodium은 피하투여될 때 반감기가 약 14~17시간으로 헤파린에 비해 길며, 1일 1회 피하투여로 효과를 발휘하는 것이 특징이다. 적절한 투여기간은 나타나지 않는다. 임상시험에 있어서 투여기간이 2주일이므로 이 기간이 기준이 된다.

Arixtra 피하주사는 1.5mg과 2.5mg이 판매되며, 저체중의 증례나 신장기능장애의 증례에는 1.5mg의 사용이 권장되고 있다(**표 6**).

표 5 Enoxaparin sodium의 신장기능에 의한 투여기간의 연장

Ccr(mL/분)	투여량과 간격
≥50	2,000IU 2회/day
≥30~50	2,000IU 1회/day
<30	투여하지 않음

표 6 Fondaparinux sodium의 신기능에 의한 투여량

Ccr(mL)	투여량
≥50	2.5mg 1회/day
≥30~50	2.5mg 1회/day 출혈의 위험성이 높은 경우 1.5mg 1회/day
≥20~30	1.5mg 1회/day
<30	투여하지 않음

함께 섭취하는 음식이나 음료의 주의점

Warfarin potassium

낫토, 클로렐라, 녹즙은 비타민 K를 많이 함유하고 있으므로 Warfarin potassium의 효과를 약하게 한다.

비타민 K를 많이 함유하고 있는 녹황색채소나 해조류 등은 통상 먹는 양은 문제없다. 알코올은 Warfarin 대사가 감소되어 작용을 증강한다.

항응고요법의 부작용과 그 대책

출혈

출혈이 생긴 경우는 바로 약제 투여를 중지한다. 혈액응고능력을 검사하여 국소의 지혈처치가 가능한지 검토한다. 또한 Warfarin potassium의 투여에 의해 PT-INR이 연장되고 있는 경우 비타민 K(5mg)를 피하주사한다.

생명에 관련된 출혈을 만든 경우는 투여 약제를 중지하고, 신선동결혈장에 의해 응고인자를 보충하고 부위에 따라서는 외과적 지혈을 고려한다. 또한 중화제의 투여도 고려한다. Warfarin potassium의 경우, PT-INR이 연장되면 비타민 K(10~25mg)를 천천히 정맥주사한다. 미분획 헤파린의 경우는 Protamine hydrochloride을 투여한다. 미분획 헤파린 100단위당 Protamine sulfate 1mg으로 중화한다. 미분획 헤파린의 반감기가 60분으로 투여 후의 시간으로부터 체내에 남아 있는 미분획 헤파린의 양을 계산하여 투여한다. 또한 Protamine sulfate은 혈압 저하를 초래하므로 10분 이상에 걸쳐 천천히 정맥주사한다. Enoxaparin sodium의 경우는 Enoxaparin sodium 100단위당 Protamine sulfate 1mg으로 중화한다. 그러나 enoxaparin sodium의 항Xa활성은 고용량의 Protamine sulfate을 투여해도 최대 60% 정도밖에 중화되지 않는다. 또한 Enoxaparin sodium의 반감기를 고려하여 투여 후의 시간으로부터 Protamine sulfate의 투여량을 감량한다. 즉 Enoxaparin sodium 투여 후 12시간 이상 경과한 경우 Protamine sulfate의 투여는 필요하지 않다. 한편 Fondaparinux sodium의 항응고작용을 중화하는 약제는 알려져 있지 않다.

헤파린 기인성 혈소판감소증(heparin-induced thrombocytopenia)

미분획 헤파린 특유의 합병증으로서 헤파린 기인성 혈소판감소증(heparin-induced thrombocytopenia, HIT)이 있다. HIT는 비면역기전으로 발생하는 I형과 헤파린 의존성의 자기항체가 출현하는 II형으로 분류되고 있다(**표 7**). HIT의 I형은 헤파린 투여 2~3일 후에 10~30%의 혈소판감소가 일어나지만 임상 증상이나 혈전증의 합병은 아니다. I형 발생기전은 헤파린 자체의 물리학적 특성에 의한 일과성 혈소판감소이며, 헤파린을 중지하지 않고 혈소판 수는 자연히 회복하게 되는 것이다. 이에 비해 면역기전으로 발증하는 II형의 HIT의 특징은 헤파린 투여 5~14일 후(평균 10일 정도)에 발증하여 헤파린을 계속하는 한 혈소판감소는 진행하여 0.5~5만/mcL에 까지 저하하는 경우도 있다. 혈소판 감소에 수반하여 출혈이 아니고 동정맥혈전이 합병한다. II형은 미분획 헤파린 투여 시작 7일째에서 약 1%, 14일째에서 약 3%로 발증한다는 보고가 있으며, 예방투여는 수일 이내에 그치며 Warfarin potassium으로 변경하는 것이 권장된다.

HIT는 혈소판 제4인자(PF4)와 헤파린과의 복합체에 대한 항체(항PF4/H 항체)의 생성이 발증의 중심적 역할을 한다. Enoxaparin sodium은 미분획 헤파린과 비교하여 PF4와의 결합이 적으므로 HIT의 발현 가능성이 낮다. Fondaparinux sodium에 있어서도 혈소판 기능에 대한 영향이 적고, 혈소판 제4인자와의 결합성도 낮으므로 HIT를 일으킬 가능성은 매우 적은 것도 생각할 수 있다.

약제상호작용

▶NSAIDs

NSAIDs는 항혈소판 효과를 가지며 또한 Warfarin potassium의 효과를 증강한다. 같은 NSAIDs이라도 COX−2저해제이면 혈소판에 대한 작용은 적지만 Warfarin potassium의 효과는 증강한다. 또한 Aspirin도 마찬가지로 주의가 필요하다.

표 7 헤파린 기인성 혈소판감소증의 분류

	I형	II형
발증	헤파린 투여 2~3일 후	헤파린 투여 5~14일 후
기전	비면역적 기전	헤파린 의존성 항체의 출현 (주로 항 PF4 · 헤파린 복합체 항체)
혈소판 수	10~20%의 감소	15만/mcL 이하의 감소, 50%의 감소
합병증	없음	동정맥혈전(심장, 뇌, 하지, 폐)
빈도	약 10%	0.5~5%
경과	헤파린 계속 가능, 자연히 회복	헤파린의 중지로 신속하게 회복
치료	불필요, 기초질환에 의해 II형에 준하는 대응	대체제에 의한 항응고요법의 계속

▶항생제

항생제에 의해 장내세균총이 흐트러져 장내세균에 의해 생성되고 있는 비타민 K가 감소한다고 하여 Warfarin의 작용을 증강시킨다.

또한 테트라사이클린계의 항생제는 헤파린의 작용을 감소시키는 경우가 있다.

▶비타민 K 제제

Warfarin potassium은 비타민 K와의 길항작용에 의해 약효를 나타내므로 Warfarin potassium의 작용을 감소시킨다.

부작용을 일으키지 않기 위한 체크 리스트

- ✓ 출혈성 궤양
- ✓ 출혈 경향
- ✓ 악성 종양
- ✓ 정동맥기형
- ✓ 중증 또는 조절 불가능한 고혈압
- ✓ 만성 심부전
- ✓ 만성 간부전
- ✓ 복용제
  - NSAIDs → Warfarin potassium의 효과 증강
  - 항생제 → Warfarin potassium의 효과 증강
  - 비타민 K → Warfarin potassium의 효과 감소

【참고문헌】

1) Classen DC, et al : The timing of prophylactic administration of antibiotics and the risk of surgical-wound infection. N Eng J Med, 326(5) : 281-286, 1992.
2) 日本整形外科学会　静脈血栓塞栓症予防ガイドライン, 南江堂, 2008.

CHAPTER 4

기초질환이 있는 환자에서 수술 전후의 약제 이용

기본적인 사용법

① 기초질환이 있는 환자에 있어서, 수술 시에 중단할 필요가 있는 약제를 인식한다.

② 수술 전후 시기에 모든 약제를 중지하는 것이 아니라 각 질환의 조절을 악화시키지 않도록 주의한다.

③ 중지가 곤란한 경우 수술 전후 시기에 약제를 변경하여 질환을 조절한다.

④ 정맥혈전색전증 예방이나 스테로이드 커버 등 수술 전후 시기에 실시되는 약물 치료에 대해서는 그 필요성을 각 증례에서 검토한다.

⑤ 필요에 따라 각 전문의와 협력하여 수술 전후 시기 관리를 실시한다.

개요

고령화 사회에 있어서 기초질환을 갖는 환자는 증가하고 있고 정형외과 수술에 있어서도 예외는 없다. 수술 전부터 사용되고 있는 약제 중에는 수술 전후 시기에 중지, 변경을 요하는 경우가 있으며(**표 1, 2**), 질환뿐만 아니라 약제에 대해서도 충분히 인식해둘 필요가 있다. 특히 항혈전제나 항정신제 등 수술 전에 비교적 장기간 약제를 중지해야 하는 것에 대해서는 기초질환의 관리에 주의가 필요하다.

포인트

- 강압제에는 수술 전후 시기에 계속 투여해야 하는 것이 많지만, 수술 당일에는 중지해야 하는 약제도 있다는 것에 주의한다.
- 항혈소판제, 항응고제는 수술 전후 시기에 중지가 필요하지만, 중지가 곤란한 경우에는 헤파린의 지속 점적으로 변경한다.
- 신부전, 간부전의 경우, 장애 장기에서 대사되는 약제의 사용에 주의한다.
- 장기간 스테로이드 사용 환자 등 부신기능 저하증에는 스테로이드 커버를 고려한다.
- 류마티스관절염에 대한 생물학적 제제 사용 예에 있어서는 가이드라인을 참고로 수술 시기를 결정하고, 감염이나 상처 치유 지연의 위험성을 경감시키도록 노력함과 함께 류마티스관절염의 재연을 초래하지 않도록 주의한다.

기초질환에 대한 약제의 중지 · 변경

강압제

강압제는 일반적으로 수술 전일까지는 원래대로 복용을 실시하고 수술 당일도 아침은 내복하게 한다. 특히 β-차단제는 중지에 의해 리바운드가 일어날 뿐만 아니라, 복용을 계속하는 것에 의해 수술 전후 시기에 사망, 심폐허혈 등 심혈관계 합병증의 발생빈도가 감소한다. 단, ACE 저해제나 Angiotensin II 수용체 길항제를 복용하고 있는 환자에서는 마취도입 후에 저혈압을 초래하는 빈도가 높으므로 주의한다.

항혈소판제, 항응고제

불안정협심증, 심근경색 뇌혈관장애, 심방세동 등에 대해 다양한 항혈소판제, 항응고제가

표 1 수술 전후 시기에 중지하는 약제

약제	중지 시기
항혈전제	
Aspirin, Ticlopidine hydrochloride	항혈소판작용: 수술 7~10일 전에 중지
Ethyl icosapentate(EPA)	항혈소판작용: 수술 7일 전에 중지
Warfarin potassium	항응고작용: 수술 4일 전에 중지
Cilostazol	항혈소판작용: 수술 2일 전에 중지
Dipyridamole	항혈소판작용: 수술 전일에 중지
Beraprost sodium, Limaprost alfadex, Ozagrel hydrochloride hydrate, Sarpogrelate hydrochloride, Dilazep hydrochloride hydrate, Trapidil	수술 전일에 중지
경구당뇨병제	수술 당일은 중지 반감기가 긴 Chlorpropamide는 수술 전일에 중지
항정신병제	
삼환계 항울제	마취제의 작용 증강 가능하면 2주일 전에 중지
MAO 저해제	교감신경자극제 투여로 고혈압, 고체온, 경련의 가능성: 2주일 전에 중지
Lithium carbonate	심근억제작용, 근이완 증강 2주일 전에 중지
Digitalis 제제	48시간 전에 중지 상실성 빈박의 억제에 이용되고 있는 경우는 수술 당일까지 계속

널리 이용되고 있다. 앞의 **표 1**에 나타내었듯이 작용기전, 부위에 따라 각 약제마다 투여 중지 시기가 다르므로 주의가 필요하다. 중지가 곤란한 경우에는 헤파린의 지속적 점적 정맥주사를 실시하고, aPTT 50~80sec의 범위로 조절한다. 단 이 경우 원질환의 조절이 악화될 가능성에 대해 환자에게 충분히 설명하고 중지할지 말지 결정할 필요가 있다.

항정신병제

정신분열증 등의 정신질환을 갖는 환자에서는 수술 후 합병증의 빈도가 높다는 것이 보고되고 있지만, 이것은 항정신병제에 의한 항도파민작용, 항콜린작용, 항아드레날린작용, 항세로토닌작용 등에 의한 자율신경기능 장애로 인한 저혈압, 빈맥, 체온조절장애, 심근장애, 관혈류량 감소, 장폐색증, 의식장애 등의 합병증을 일으키는 것이나 항정신병제와 마취제의 약물상호작용 등이 원인이라고 생각된다. 또한 정신분열증에서는 통증 역치가 높으므로 통증에 대한 인지가 낮고, 병상의 진행이나 조기 수술 후 합병증을 놓칠 위험성을 들 수 있으므로 주의를 요한다.

단, 중지에 의해 기초질환의 조절에 영향을 줄 가능성이 있으므로 중지 기간의 질환 조절이나 긴급 시의 대응 등에 대해 주치의에게 상담하여 수술 전후 시기 관리를 실시한다.

표 2 수술 전후 시기에 계속하는 약제

약제	주의점
강압제	
β-차단제	갑자기 중지하면 리바운드를 일으킨다
이뇨제	저칼륨혈증에 주의
ACE 저해제, AII수용체 길항제	수술 전일까지 계속, 당일은 중지
항부정맥제	기본적으로는 계속 Digitalis 제제는 부정맥 억제에 이용되고 있는 경우는 계속하지만 혈중농도를 측정한다.
관상동맥확장제	경구제를 첨부제로 변경하는 경우도 있다
기관지확장제	상황에 따라 Theophylline 농도를 측정 경구제를 첨부제로 변경하는 경우도 있다
항간질제	필요하면 약제 혈중농도를 측정
항파킨슨제	중지에 의한 파킨슨 증상, 연하장애 등이 악화된다
항갑상선제	수술 전에 갑상선기능의 체크
보충요법	
인슐린	수술 전후 시기는 단기간 작용의 인슐린으로 변경
Thyradin	계속(수술 전에 갑상선기능을 체크)
스테로이드	수술 당일까지 계속, 수술 중 · 수술 후에 스테로이드 커버

당뇨병 치료제

최근 당뇨병 환자, 특히 2형 당뇨병 환자의 증가에 따라 당뇨병 환자가 수술을 받을 기회가 많아졌다. 당뇨병 환자의 수술 시에는 혈관합병증에 수반하는 혈류장애, 신경장애에 수반하는 장기기능저하, 다핵백혈구 빈식 · 유주능력 저하에 수반하는 이감염성이나 상처 치유 지연 등을 일으킬 위험이 있다.

수술 전후 시기에 있어서 당뇨병 환자의 혈당 관리는 인슐린을 이용하는 것이 바람직하므로 경구혈당 강하제를 복용 중인 경우는 수술 전 수일~24시간 전까지 경구혈당강하제를 중지하고 인슐린 투여로 바꾼다. 수술 중에는 인슐린의 지속정맥투여를 실시하여 혈당치를 꼼꼼하게 측정해 혈당치가 높은 경우, 인슐린 추가투여를 실시하여 혈당치를 150~200mg/dL 정도 이하를 목표로 조절한다. 인슐린 투여량의 기준은 포도당 5~10g 함유 1단위의 속효성 인슐린을 정맥주사한다. 수술 전에 경구혈당 강하제를 복용한 환자에서는 수술 후 안정하면 인슐린에서 경구제로 변경한다.

수술 전후의 관리뿐만 아니라 수술 전후 시기 이후의 혈당 관리에 대해 충분히 고려할 필요가 있으므로 가능하면 전문의와 연계하여 치료하는 것이 바람직하다.

신부전, 간부전이 있는 경우의 약제 사용

만성 신부전, 인공투석

어떠한 신질환을 기초로 신기능이 저하한 상태에서 통상 혈청 크레아티닌이 1.0mg/dL 이상, 또는 사구체 여과치(CFR)가 50mL/분 이하로 정의된다. 만성 신부전, 혈액투석에서는 신장에서 각종 약제의 배설을 충분히 할 수 없으므로 수술 중~수술 후 투여하는 항생제 등의 종류, 양에 주의가 필요하다(**표 3**). 신부전 환자에서는 항생제의 반감기는 연장되므로 환자의 신장기능에 따라 투여량의 감량 또는 투여 간격의 연장 등, 사용량을 줄이는 것이 필요하다. 신부전 환자에 있어서 항생제는 신장배설보다 간배설 쪽이 사용하기 쉽고, 또한 투석 환자에 있어서는 약제에 따라 투석에 의해 제거되어버리는 경우가 있으므로 주의를 요한다.

투석 환자에 있어서는 항생제의 약제 축적을 피하기 위해 ① 단백결합률이 낮고, ② 투석성이 높으며, ③ 치료역과 중독역의 차이가 큰 약제가 바람직하다. 실제로는 페니실린계, 세팔로스포린계가 투여하기 쉬우며 아미노글리코사이드계의 항생제는 투여하기 어렵다. 실제 투여량 · 투여 간격의 결정에 있어서는 각각의 항생제, 각 증례의 신장기능에 따라 다르므로 첨부 문서를 참조하기 바란다.

항생제 이외에서도 H2 수용체 길항제나 비스테로이드계 소염진통제(NSAIDs) 등, 신장배설형 약제나 신혈류량 저하 위험이 있는 약제의 사용에는 주의를 요한다.

간부전, 간경변

Macrolide계의 대부분이 간대사, 배설을 받으므로 약제성 간장애의 원인약제로서도 중요하다. 단백결합률이 높고 간경변에 의한 저단백혈증에서는 유리의 항생제가 증가하여 축적성이 문제가 된다. Clindamycin은 주로 간에서 대사 후 담즙, 요중으로 배설되므로 담즙울체의 약제성 간장애에는 주의가 필요하다. 또한 항생제 중 Azole계의 Miconazole, itraconazole은 지용성이며 간대사장애가 주체, Candin계의 Micafungin sodium도 주로 간에서 대사를 받으므로 항균계제를 투여할 때에는 주의를 요한다.

신기능저하 환자에 대한 항생제 투여법에 대해서는 확립되어 있는 것이 많지만 간장애 환자에 있어서는 그 대사, 배설에 영향을 주는 인자가 다채로우므로 가능한 한 치료제 농도 모니터링(TDM)을 실시해 투여계획을 세우는 것이 바람직하다.

스테로이드 커버

부신피질로부터 생성된 스테로이드 호르몬 중 코르티솔은 당신생, 단백 분해, 지질 분해를 촉진하는 것과 함께 항염증작용을 가지므로 부하 시의 생체 방어에 중요한 역할을 하고 있다. 코르티졸의 분비가 생체의 수요 이하로 저하한 상태가 부신부전이며 교원병, 자기면역질환 등에서 스테로이드를 장기간 복용하고 있는 경우에는 수술이나 외상 등이 강한 부하를 준 경우 등에 급성부신기능부전을 일으키는 경우가 있다.

표 3 항생제의 신장배설로부터 본 분류

제1군	(고도주의 항생제) 신장배설형이며 혈중농도의 안전역이 좁음 Aminoglycoside, Glycopeptide, Polypeptide, Tetracycline hydrochloride (doxycycline hydrochloride hydrate, minocycline hydrochloride은 제외)
제2군	(안전 항생제) 간배설을 위해 신장기능저하에서도 조절 불필요(상용량 사용) Macrolide, Clindamycin, Doxycycline hydrochloride hydrate, Minocycline hydrochloride, Chloramphenicol
제3군	(중도주의 항생제) 제2군과 제2군의 중간형으로 신장기능의 정도로 조절이 필요 β-락탐계(penicillin, cefem, monobactam, carbapenem) New-Quinolone, Lincomycin hydrochloride hydrate 단, Cefoperazone sodium, Ceftriaxone sodium 등은 신장외배설이 우위이므로 고도장애에 이를 때까지 상용량 사용이 가능.

부신기능저하상태인 환자의 수술 전후 시기에 스테로이드를 추가 또는 보충 투여하는 것을 스테로이드 커버라고 한다. 스테로이드 복용 환자에 대해 수술을 실시하는 경우는 스테로이드 커버의 필요성에 대해서는 수술 전에 검토해두어야 한다. 부신기능을 평가하는 방법으로서 혈장 코르티졸, 혈장 ACTH, 요중 유리 코르티졸, 요중 17-OHCS, ACTH 부하시험 등이 있으며, 그 중에서도 신속 ACTH 시험은 비교적 단시간에 평가 가능해, 일반적으로 실시된다.

스테로이드 커버의 실제 실시 기준, 투여 방법에 대해 확립된 것은 없으므로 각 시설에서 각각 사용에 익숙한 방법으로 투여를 실시한다. 각 시설에서 마취의나 각 전문의와 상담 상에서 투여량 · 기간을 결정하는 것이 바람직하다. 우리들의 시설에서는 수술 전 Prednisolone 환산 5mg/day 이상의 용량으로 장기적으로 스테로이드를 투여하고 있는 경우에 스테로이드 커버를 실시하여 Hydrocortisone(상품명: saxizon) 100mg을 수술 당일은 수술 전, 수술 후에 1회씩 수술 다음날 아침에 1회 시행하고, 이후는 수술 전의 스테로이드 내복으로 돌리는 프로토콜로 시행하고 있다.

항류마티스제

질환수식성 항류마티스제(DMARDs) 중 면역억제제 및 생물학적 제제에 대해서는 수술 전후 시기에 중지를 필요로 하는 경우가 있어 주의를 요한다. 생물학적 제제 이외의 항류마티스 제 중, MTX에 대해서는 소규모 수술일 경우, 복용을 일시적으로 중단할 필요는 없다는 보고가 있지만, 침습이 크고 출혈량이 많은 수술에 있어서는 MTX의 혈중농도가 상승할 가능성이 있으므로 일시적으로 복용 중단을 고려할 필요가 있다. 다른 약제를 중지할 필요성에 관한 명확한 증거는 현재로서는 찾을 수 없다. 단기간이면 질환 활동성에 영향을 줄 가능성은 없다고 생각되지만 과거의 감염력 등에 주의하여 개개의 증례에서 일시적인 복용 중단의 필요성 · 기간을 판단하는 것이 좋다. 저자의 경우, MTX는 복용일이 수술 당일 및 수술 익일에 걸쳤을 때 해당 주의 투여를 중지하고 전후 주의 내복은 원래대로 실시하는 것으로 하고 있다. Tacrolimus hydrate에 대해서는 수술 2일 전부터 내복을 중지하고 실 제거 후에 투여 재개하고 있다.

한편 최근 류마티스관절염의 치료에서 사용 가능하게 된 생물학적 제제는 극적인 치료 효과를 올리고 있는 한편, 수술 전후 시기에 있어서 감염증이나 상처 치유 지연의 위험을 상승시키는 것이 염려된다. 일본 류마티스 학회의 생물학적 제제 사용 가이드라인은 수술 전후 시기의 일시적 복용 중단 기간에 대해 각 약제에서 표와 같이 권장되고 있다(**표 4**). Tocilizumab에 대해서는 현재 명확한 수술 전 일시적 복용 중단 기간, 수술 후 복용 일시적 복용 중단 기간에 대한 기재는 없으므로 주의가 필요하다. 우리 시설에서는 당초 Etanercept의 수술 전 일시적 복용 중단 기간을 2주, 수술 후 일시적 복용 중단 기간은 실 제거 종료 후까지로 하고 있는데, 그 후 수술 7일 전 이후를 일시적 복용 중단이라고 하는 프로토콜로 수술 전후 시기 관리를 실시하고 있으며, 현재는 수술 전 일시적 복용 중단 기간은 평균 10일로 단축하고 있다. Tocilizumab은 현재의 수술 전 일시적 복용 중단 기간은 4주일, 수술 후 일시적 복용 중단 기간도 4주일로 하고 있지만 앞으로 수술 증례 예가 증가함에 따라 가능하면 일시적 복용 중단 기간의 단축을 도모해가는 것도 생각할 수 있다.

표 4 류마티스관절염에 사용 가능한 생물학적 제제의 투여방법과 수술 전후 시기 관리

일반명	Infliximab	Etanercept	Adalimumab	Tocilizumab
구조	키메라형 항TNF α 모노클로날 항체	사람형 가용성 TNF 리셉터	사람형 TNF α 모노클로날 항체	사람화 항사람 IL-6 리셉터 모노크로날 항체
반감기	9.5일	4.2일	12~14일	6일
1회량 투여	3~10mg/kg	10~25mg	40~80mg	8mg/kg
투여 경로	점적 정맥주사	피하주사	피하주사	점적 정맥주사
투여 간격	4~8주마다	주2회	2주마다	4주마다
수술 전 일시적 복용 중단 기간	최종 투여 후 4주	일시적 복용 중단 후 2주	최종 투여 후 2주	가이드라인 상 명확한 지침 없음
수술 후 일시적 복용 중단 기간	상처 치유 후에 재개 (단, 일반적으로는 수술 후 4주)	상처 치유 후에 재개	상처 치유 후에 재개	가이드라인 상 명확한 지침 없음

【참고문헌】

1) 熊澤光生, ほか：実際の麻酔管理. 標準麻酔科学, 医学書院, 1999, p155-217.
2) 讃岐美智義：術前回診と全身状態の評価. 麻酔科研修チェックノート, 羊土社, 2007, p26-42.
3) 勝呂　徹, ほか：特殊疾患を合併した患者の術前・術後全身管理の注意点. 整形外科術前・術後のマネジメント, 医学書院, 2005, p32-53.
4) 瀬尾憲正, ほか：心血管系の合併疾患. 合併疾患別にみる周術期Q&A, 救急・集中治療, 20：265-310, 2008.
5) 稲田英一：麻酔科領域特有の疾患対処法. 麻酔への知的アプローチ, 日本医事新報社, 2002, p33-49.
6) 弦本敏行, 進藤裕幸：周術期管理（出血対策など）. 図説　関節リウマチの手術, メジカルビュー社, 2002, p19-24.
7) 五十嵐　孝, ほか：高齢者の治療にあたっての問題点と対策. NEW MOOK整形外科 16高齢者の整形外科, 金原出版, 2004, p1-26.
8) Pieringer H, Stuby U, Biesenbach G：Patients with rheumatoid arthritis undergoing surgery：how should we deal with antirheumatic treatment? Semin Arthritis Rheum, 35：278-286, 2007.

본서에서 사용하는 약제 일람

일반명 (★: 제네릭 의약품 있음)	게재페이지	상품명 (파란 글씨: 본서 게재, 검은 글씨: 본서 미게재)
Actarit★	26	Orcle, Mover
Actinomycin D(Dactinomycin)	107, 109	Cosmegen
Azasetron hydrochloride	110	Serotone
Azathioprine	46, 54, 92	Imuran, Azanin
Acyclovir★	47, 54	Zovirax, Acycril, Vicclox, Astric, Acivir
Aztreonam	144	Azactam
Aspirin	5, 7, 8, 9, 46, 47, 54, 90, 91, 93, 95, 99, 100, 101, 102, 103, 135, 167, 170	Aspirin, Salitison, Bayaspirin
Aspirin · Dialuminate ★	103	Bufferin
Acetazolamide	110	Diamox
Acetaminophen★	2, 8, 39, 60, 65, 68, 91, 113, 117, 119, 123, 124, 130, 132, 134, 135, 136, 137	Acetaminophen, Alpiny, Anhiba, Calonal, Napa, Pyrinazin, Pyretinol
Atazanavir sulfate	77	Reyataz
Adalimumab	27, 28, 34, 175	Humira
Adrenaline(Epinephrine)	36, 63, 76, 137, 143	Bosmin, Adrenaline 주 0.1%, Epipen
Afloqualone★	87, 88, 89	Arofuto
Amiodarone hydrochloride★	91, 116	Ancaron
Amikacin sulfate★	140, 144	Amikacin Sulfate, Amikamycin
Amitriptyline hydrochloride★	67, 74, 83, 89, 114, 118, 120, 124, 130, 132	Tryptanol
Aminophylline	137 143	Neophyllin. Albina. Apnission, Amino-phylline, Kyophyllin, Theocardin, Nichiphyllin, Nichiphyllin PB, Microfillin
Amoxapine	67, 114, 118, 120, 124, 130, 132	Amoxan
Amoxicillin hydrate★	140, 142	Amolin, Sawacillin, Pasetocin
Amoxicillin hydrate · Clavu-lanate potassium	140	Augmentin, Clavamox
Argatroban hydrate	95	Novastan HI, Slonnon HI
Alteplase	95	Activacin, Grtpa
Alfacalcidol★	16, 20	Onealfa, Alfarol
Alprazolam★	118, 120, 121, 124, 130	Constan, Solanax
Alprostadil alfadex★	96, 105	Prostandin
Arbekacin sulfate★	139, 141, 144	Habekacin
Alendronate sodium hydrate(Alendronate)★	14, 16, 18, 19, 20	Teiroc, Fosamac, Bonalon
Allopurinol	45, 46, 51, 52, 53, 54, 55, 92	Alositol, Zyloric, Salobel, Riball
Ampicillin	15, 46, 54, 140, 144	Solcillin, Viccillin
Ampicillin · Cloxacillin sdium	144	Viccillin S
Ampicillin sodium · Sulbac-tam sodium★	144	Unasyn-S
Ampiroxicam★	5	Flucam
Ethyl icosapentate★	92, 95, 170	Epadel, Epadel S, Solmiran
Isoxsuprine	90, 98, 101, 104	Duvadilan
Isoniazid	33, 65, 92	Iscotin, Isozianid, Hydra

일반명 (★: 제네릭 의약품 있음)	게재페이지	상품명 (파란 글씨: 본서 게재, 검은 글씨: 본서 미게재)
Itraconazole★	92, 173	Itrizole
Ibuprofen★	24, 56, 79, 91, 134	Buprofen, Unipron
Ipriflavone★	17, 18, 92	Osten
Ifosfamide	106, 107, 108, 109, 110	Ifomide
Imatinib mesylate	92, 107, 109	Glivec
Imipramine hydrochloride	67, 114, 116, 117, 120, 124, 130, 132	Imidol, Tofranil
Imipenem · Cilastatin sodium★	140, 141, 144	Tienam
Irinotecan hydrochlorid hyd-rate★	126	Campto, Topotecin
Indinavir sulfate ethonolate	62, 99	Crixivan
Interferon β	107, 109	IFN β, Feron
Indomethacin★	2, 4, 5, 6, 7, 9, 46, 50, 91, 113, 117, 120, 123, 124, 130	Aconip, Idomethine, Inside, Indacin, Intedaru, Intenurse, Intevan, Intevan SP, Inderanic, Indomethacin, Indomerol, Inmecin, Catlep, Korifumecin, Zempack, Serastar, Hapstar ID, Mikametan
Infliximab	24, 27, 28, 33, 34, 175	Remicade
Urokinase	90, 92, 93, 95, 96, 97, 99, 100, 101, 103	Urokinase, Uronase
Estazolam★	114, 118, 121, 130	Eurodin
Esmolol hydrochloride	116	Brevibloc
Etanercept	27, 28, 33, 34, 175	Enbrel
Etizolam★	60, 61, 66, 70, 114, 118, 120, 124, 130	Depas
Etidronate disodium(Etidron-ate)	16, 17, 18	Didronel
Etodolac★	56, 78, 113, 117, 130	Osteluc, Hypen
Etoposide★	106, 107, 109, 126	Vepesid, Lastet
Enoxacin hydrate	3	Flumark
Enoxaparin sodium	90, 92, 99, 103, 154, 155, 164, 165, 166, 167	Clexane
Epalrestat hydrochloride★	72, 74, 80, 81, 89	Kinedak
Epirubicin hydrochloride★	107, 109, 126	Farmorubicin, Farmorubicin RTU
Eperisone hydrochloride★	60, 61, 66, 70, 78, 87, 89	Myonal
Erythromycine★	45, 144	Erythrocin
Elcatonin★	16, 21	Elcitonin
Berberine chloride★	125	Berberine chloride
Sertraline hydrochloride	62, 71	Jzoloft
Loperamide hydroch loride★	125	Lopemin, Lopemin 소아용
Auranofin★	26	Ridaura
Oxaprozin★	5, 6, 7, 50	Albo
Oxycodone hydrochloride hydrate	76, 82, 83, 84, 113, 115, 116, 117, 120, 123, 124, 130, 132	Oxycontin, Oxinorm
Ozagrel hydrochloride hydrate★	92, 95, 170	Vega, Domenan
Omeprazole★	62, 91, 124	Omeprazon, Omepral
Ondansetron	110	Zofran
Gabapentin	64, 68, 71, 72, 76, 81, 82, 83, 85, 113, 116, 121, 130, 132	Gabapen

본서에서 사용하는 약제 일람

일반명 (★: 제네릭 의약품 있음)	게재페이지	상품명 (파란 글씨: 본서 게재, 검은 글씨: 본서 미게재)
Captopril★	46, 54	Captoril, Captoril-R
Gabexate mesilate★	95	FOY
Calcitriol★	16, 21	Rocaltrol
Carbamazepine★	62, 64, 65, 68, 71, 90, 92, 104, 113, 118, 121, 130	Tegretol
Carboplatin★	106, 109, 126	Paraplatin
Gancyclovir	47	Denosine
건조약독성 두드러기 백신	29	Freeze-dried live attenuated measles vaccine, Live attenuated measle vaccine, Biken CAM
Freeze-dried concentrated humman antithrombin Ⅲ	95	Anthrobin P, Keuketsu nonthron, Neuart
Freeze-dried concentrated humman activated protein C	92, 95	Anact C
Quinine hydrochloride hydrate	92	Quinine hydrochloride
Quinidine sulfate hydrate	91	Quinidine sulfate
Sodium aurothiomalate	26, 30	Shiosol
Potassium citrate · Sodium citrate hydrate★	52, 55	Uralyt, Uralyt U
Granisetron hydrochloride★	110	Kytril, Granisetron 정맥주사액 3mg 실린지
Clarithromycin★	45, 116	Clarith, Klaricid
Griseofulvin	92	Poncyl FP, Grisetin V, Griseofulvin SG
Glycerin★	130	Glycerin
Clinofibrate★	91	Lipoclin
Clindamycin★	144, 173	Clindamycin, Dalacin, Dalacin S, Dalacin T
Glucagon★	92	Glucagon G, Novo, Glucagon
Clonazepam	64, 67, 68, 71, 118, 130	Landsen, Rivotril
Clonidine hydrochloride	76	Catapres
Clofibrate	91	Clofibrate, Binograc
Clomipramine hydrochloride	114, 117, 124, 130, 132	Anafranil
Chloramphenicol★	23, 29, 144, 173	Chloromycetin, Chlomy, chloramphenicol
Chlorphenesin carbamate★	61, 70, 79, 87, 89	Rinlaxer
Chlorpropamide	92	Abemide
Chlorpromazine hydrochloride	61, 114, 119, 130	Wintermin, Contomin
Ketamine hydrochloride	83, 90, 113, 114, 118, 121, 123, 130, 132, 146, 148, 150	Ketalar
Ketoprofen★	79, 91	Capisten, Orudis, Orudis SR, Menamin, Menamin SR, Aneol, Epatec, Sector, Mohrus, Miltax
Gefitinib	92, 126	Iressa
Gemcitabine hydrochloride	107, 108, 109, 126	Gemzar
Gentamicin sulfate★	139, 140, 144, 158	Gentacin, Gentarol
Codeine phosphate hydrate	6, 36, 76, 892126014, 41, 58, 107, 108, 109, 126	Codeine phosphate hydrate
Colchicine	45, 48, 52, 56, 57	Colchicine
Cholestyramine	15, 92	Questran
Chondroitin sulfate sodium★	39	Chondron

일반명 (★: 제네릭 의약품 있음)	게재페이지	상품명 (파란 글씨: 본서 게재, 검은 글씨: 본서 미게재)
Salmon calcitonin★	16, 21	Calcitoran, Salmotonin
Salazosulfapyridine★	23, 24, 25, 26, 30, 32, 35	Azulfidine EN, Salazopyrin
Sodium salicylate★	5	Salsonin
Salicylic acid	29, 78	Salicylic acid, Speel plaster M
Zaltoprofen★	45, 67, 117, 130	Soleton, Peon
Sarpogrelate hydrochloride	95, 171	언플러그
Magnesium oxide★	69, 69, 114, 119, 124, 125, 130	Magnesium oxide, Maglax
Diazepam	60, 61, 67, 70, 114, 118, 119, 120, 121, 124, 125, 130, 146, 147	Cercine, Diapp, Horizon
Ciclacillin	140	Vastcillin
Cyclosporin★	29, 45, 46, 54, 78, 99	Sandimmun, Neoral, Papilock mini
Diclofenac sodium★	2, 4, 5, 6, 7, 36, 113, 117, 120, 123, 124, 130, 134	Naboal, Naboal SR, Voltaren, Voltaren SR, Rectos, Diclod
Cyclophosphamide hydrate	46, 107, 108, 109, 110, 126	Endoxan
Digoxin	76, 99	Digoxin, Digoxin KY, Digoxin, Digo-han, Half Digoxin KY
Cisplatin★	106, 108, 109, 126	IA-call, Briplatin, Randa
Zidovudine	64, 116	Retrovir
Dipyridamole★	170	Anginal, Persantin
Diphenhydramine	34, 116	Diphenhydramine, Restamin
Diphenhydramine diprophylline	69, 125	Travelmin
Ciprofloxacin★	61, 62, 78	Ciprofloxacin
Cimetidine★	46, 56, 57, 61, 74, 77, 78, 81	Tagamet
작약감초탕	79, 88	
Dilazep hydrochloride hydrate★	170	Comelian
Diltiazem hydrochloride★	116	herbesser, Herbessa R
Cilostazol★	95, 170	Pletaal
Simvastatin★	91	Lipovas
Aluminium hydroxide gel	64, 76	Alumigel, Dried aluminium hydroxide gel, Takatagel, dry · gel, hydro gel, Hoemigel
Magnesium hydroxide	64, 68, 76	Milmag
Spironolactone★	29	Aldactone A
Sumatriptan	62	Imigran
Sulindac	56, 79, 91	Clinoril
Sultamicillin tosilate hydrate	140	Unasyn
Sulfadiazine silver	90, 96, 105	Geben
Sulfamethoxazole · Trimethoprim(ST 합제)★	24, 29, 34	Baktar, Bactramin
Cefazolin sodium★	144, 155, 156, 157, 158, 159	Cefamezine α, cefazolin Na 점적 정맥주사용 1g bag
Cefixime★	139	Cefspan
Cefepime hydrochloride hydrate	144	Maxipime
Cefotaxime sodium	140, 144	Claforan, Cefotax
Cefotiam hydrochloride★	144	Halospor, Pansporin

본서에서 사용하는 약제 일람

일반명 (★: 제네릭 의약품 있음)	게재페이지	상품명 (파란 글씨: 본서 게재, 검은 글씨: 본서 미게재)
Cefoperazone sodium★	142, 144, 173	Cefobid, Cefoperazin
Cefoperazone sodium · Sulbactam sodium★	142, 144	Sulperazon
Cefcapene pivoxil hydrochloride hydrate★	139	Promox
Cefditoren pivoxil★	139	Meiact MS
Cefdinir★	139, 142	Cefzon
Cefsulodin sodium	144	Takesulin
Ceftazidime hydrate★	144	Modacin
Cefteram pivoxil★	138	Tomiron
Ceftriaxone sodium hydrate★	140, 144, 173	Rocephin
Cefpirome sulfate	144	Keiten, Proact
Cefbuperazone sodium	142	Keiperazon, Tomiporan
Cefpodoxime proxetil★	139	Banan
Cefminox sodium hydrate	142	Meicerin
Cefmetazole sodium★	142, 144	Cefmetazon
Cefuroxime axetil	142	Oracef
Sevofluran★	116	Sevofrane
Serrapeptase★	90, 104	Dasen
Celmoleukin	107	Celeuk
Selegiline hydrochloride★	116	FP
Celecoxib	2, 7, 8, 10, 11, 107, 113, 117, 124, 130, 132	Celecox
Senna · Senna 열매★	118, 130	Adjust A, Allossen, Senna, Yodel-S
Sennoside★	69, 85, 114, 118, 125, 130	Sennoside, Pursennid
Zopiclone★	113, 114, 118, 121, 130	Amoban
Zolpidem tartrate	113, 114, 118, 121, 130	Myslee
Zoledronic acid hydrate	107, 109	Zometa
Dacarbazine	23, 25, 26, 28, 29, 30, 32, 174	Dacarbazine
Tacrolimus hydrate	95	Graceptor, Prograf, Talymus, Protopic
Danaparoid sodium	92, 107, 126	Orgaran
Tamoxifen citrate★	95	Tasuomin, Nolvadex
Dalteparin sodium	110	Fragmin
Sodium hydrogen carbonate★	119, 123, 130	Sodium hydrogen carbonate, Sodium hydrogen carbonate 주사액, Tasonm, Prebinate, Berin, Meylon, Meylon 84
Sodium hydrogen carbonate · Sodium dihydrogen phosphate anhydrous	56, 57	New Lecicarbon
Magnesium carbonate★	62, 65, 135, 170	Magnesium carbonate
Lithium carbonate	62, 116	Limas
Dantrolene sodium hydrate★	6	Dantorium
Tiaprofenic acid	5	Surgam
Tiaramide hydrochloride		Solantal

일반명 (★: 제네릭 의약품 있음)	게재페이지	상품명 (파란 글씨: 본서 게재, 검은 글씨: 본서 미게재)
Ticlopidine hydrochloride	65, 79, 90, 95, 98, 99, 100, 101, 104, 170	Panaldine
Tizanidine hydrochloride★	61, 62, 70, 78, 87, 89	Ternelin
D-chlorpheniramine maleate · Betamethasone★	34	celestamine
Teicoplanin★	138, 139, 142, 144	Mannigen, mannite T, mannitol, Mannitol S
D-mannitol	110, 118, 132, 142, 144	Prograf, Theodur, Theolong
Theophylline★	46, 54, 74, 99, 143	Slo-bid, Theodur, Theolong
Dexamethasone★	114, 118, 121, 125, 130	Eurason, Decadron
Dexamethasone palmitate	51	Limethason
Dextran sulfate sodium	91	MDS
Dextromethorphan hydrobromide★	77, 83, 84, 85, 89	Medicon
Tecelukin	78, 107	Imunace
Tetracycline hydrochloride	23, 29, 142, 173	Achromycin, Achromycin V
Tenoxicam★	6	Tilcotil
Doxycycline hydrochloride hydrate★	173	Vibramycin
Doxorubicin hydrochloride(adriamycin)	106, 107, 108, 109, 110, 126	Adriacin, Doxil
Tocopherol acetate(tocopherol · 비타민 A 유)	90	Juvela
Tocopherol nicotinate★	98, 101, 104	Juvela N
Tocilizumab	27, 28, 175	Actemra
Docetaxel hydrate	107, 109, 126	taxotere
Tobramycin	144	Tobracin
Trastuzumab	126	Herceptin
Trazodone hydrochloride★	62, 67, 71, 92	Desyrel, Reslin
Tolazoline hydrochloride	90, 98, 101, 104	Imidalin
Tranilast★	92	Rizaben, Tramelas
Trapidil★	170	Estelinol, Rocornal
Trafermin	96, 105	Fibroblast
Tramadol hydrochloride	75, 81	Toramaru
Triamterene	29	Triteren, Jiuteren, triamterene
Triclofos sodium	91, 146, 147, 150	Tricloryl
Trichlormethiazide★	135	Fluitran
Trihexyphenidyl hydrochloride	116	Artane, Tremin, Trihexyphenidyl Hydrochloride, Stobrun, Sedorina, Triphedinon, Trihexin, Pakisonal Parkines, Pyramistin
Tribenoside★	92	Hemocuron
Tolbutamide	3, 10, 11, 92	Hoechst Rastinon, Diabetose, Tolbutamide, Butamide
Tolperisone hydrochloride★	79, 87, 88, 89	Muscalm
Tretinoin tocoferil	96, 105	Olcenon
Toremifene citrate★	107	Fareston
Tropisetron hydrochloride	110	Navoban

본서에서 사용하는 약제 일람

일반명 (★: 제네릭 의약품 있음)	게재페이지	상품명 (파란 글씨: 본서 게재, 검은 글씨: 본서 미게재)
Thrombomodulin α	92	Recomodulin
Domperidone★	114, 119, 123, 125, 130	Nauzelin
Nadolol	77	Nadic
Nafamostat mesilate★	95	Coahibitor, Stream, Futhan
Nabumetone	5, 6, 7	Relifen
Naproxen	2, 4, 5, 6, 7, 9, 46, 50, 113, 117, 130	Naixan
Nalidixic acid★	142	Wintornylon
Nartograstim	110	Neu-up
Nandrolone★	16, 17	Deca-Durabolin
Nicotinic acid	90, 98, 101, 104	Nyclin, nicotinic acid, Nicotinamide
Nitroglycerine★	93	Nitroglycerine, Nitropen, Vasolator, Millisrol, Myocor, Nitroderm TTS, Minitro tape, Meditrans tape
Nifedipine★	46	Adalat, Herlat, Herlat-mini, Sepamit
Nimustine hydrochloride	107, 109	Nidran
Calcium lactate hydrate	14	Calcium lactate hydrate, Calcium lactate mylan
Urea★	90, 105	Urepearl, Keratinamin, Pasutaron, Pylonic, Ubit
Concentrated glycerin · 과당★	118, 122, 130	Glyceol, Glycereb
Noradrenaline	63, 76, 143	Noradrenaline
Nortriptyline hydrochloride	74, 83, 84	Noritren
Norfloxacin★	142	Baccidal, Noflo
Bacampicillin hydrochloride	140	Pengood
백당 · Povidone-iodine★	90, 96, 105	Sorenurse, U-Pasta
Paclitacel★	107, 109, 126	Abraxane, Taxol
Batroxobin	92, 95	Defibrase
Panipenem · Betamipron	141, 144	Carbenin
Pamidronate disodium hydrate★	15, 114, 118, 121, 122, 126, 130	Aredia
Parnaparin sodium	95	Lowhepa
Barbital	146, 148	barbital
Sodium valproate★	64, 75, 91, 118, 121, 130, 142	Selenica R, Depakene, Depakene R, Hyserenin, Valerin
Paroxetine hydrochloride hydrate	62, 67, 71, 91, 114, 117, 124, 130, 131	Paxil
Haloperidol★	85, 114, 118, 119, 120, 121, 124, 125, 130	Serenace
Vancomycin hydrochloride★	138, 139, 140, 142, 144, 156, 158	Vancomycin hydrochloride
Biapenem	141	Omegacin
Sodium hyaluronate★	36, 37, 38, 39, 41, 42, 43, 56, 59	Artz
Bisacodyl	114, 119, 123	Teleminsoft
Picosulfate sodium hydrate★	69, 85, 114, 118, 125, 130	Shinluck, Sunailin, Laxoberon
Hydrochlorothiazide★	46, 54, 65, 135	Daichlotride
Hydrocortisone	174	Cortril, Terra-Cortril

일반명 (★: 제네릭 의약품 있음)	게재페이지	상품명 (파란 글씨: 본서 게재, 검은 글씨: 본서 미게재)
Hydrocortison sodium succinate	114, 118, 122, 130	Saxizon, Solu-Cortef
Vinorelbine ditartrate	126	Navelbine
Piperacillin sodium★	29, 140, 142, 144	Pentcillin
Piperacillin sodium, Tazobactam sodium	144	Zosyn
Pimozide	62	Orap
Pyrazinamide	46, 47, 54	Pyramide
Pirarubicin	107, 109	Therarubicin, Pinorubin
Piroxicam★	2, 5, 6, 7, 9, 91	Baxo, Feldene
Piromidic acid	142	Panacid
Vincristine sulfate	107, 109	Oncovin
Vinblastin sulfate	107, 109	Exal
Famotidine★	124	Gaster
Phytonadione	92	Kativ N, K1, 비타민 K1
Filgramstim	110	Gran
Rubella vaccine	29	Freezd-dried live attenuated rubella vaccine
Phenytoin★	24, 29, 46, 54, 65, 74, 78	Aleviatin, Hydantol
Phenobarbital	65	Phenobal, phenobarbital, Tomynal
Fenofibrate	53	Tricor, Lipidil
Fentanyl	113, 114, 115, 116, 117, 120, 123, 130, 132	Durotep, Durotep MT
Fentanyl cirtrate★	113, 115	Fentanyl
Fondaparinux sodium	90, 92, 99, 103, 154, 155, 165, 166, 167	Arixtra
Bucladesinev sodium	90, 96, 105	Actosin
Bucolome	45, 47, 51, 52, 54	Paramidin
Bucillamine★	23, 25, 26, 27, 30, 32, 35	Rimatil
Buprenorphine hydrochloride ★	64, 113, 116, 117, 120, 123, 130	Lepetan
Fradiomycin sulfate	96, 105	Sofratulle
Pranoprofen★	56, 50	Niflan, Pransus
Primidone	65, 92	Primidone
Fluorouracil	126	5-FU
Fluconazole★	92	Diflucan
Fluvastatin sodium	91	Lochol
Fluvoxamine maleate	61, 62, 67, 71, 78, 116	Depromel, Luvox
Flurbiprofen axetil	134	Ropion
Flurbiprofen	7, 9	Froben
Prednisolone★	25, 28, 50, 78, 86, 114, 118, 121, 125, 130, 174	Bisuo 크림 A, Prednisolone, Predonine, Predohan, Prelon
Procainamide hydrochloride	74	Amisalin
Prochlorperazine	69, 85, 114, 119, 125, 130	Novamin
Furosemide★	54, 143	Eutensin, Lasix
Protamine sulfate	93, 154, 166	Novo-protamine sulfate
Protase	92	Empynase-P, Gaszyme, Pronase MS
Propafenone hydrochloride★	91	Pronon

본서에서 사용하는 약제 일람

일반명 (★: 제네릭 의약품 있음)	게재페이지	상품명 (파란 글씨: 본서 게재, 검은 글씨: 본서 미게재)
Propranolol hydrochloride★	77	Inderal, Inderal LA
Probenecid	24, 45, 46, 51, 52, 54, 55, 56, 57, 92	Benecid
Propofol★	146, 148	Diprivan, Propofol
Bromazepam	11, 81, 20, 12, 41, 30	Seniran, Lexotan
Bromelain	92, 96, 105	Kimotabu, Kimotabu S, Bromelain
Flomoxef sodium	144	Flumarin
Betamethasone★	114, 118, 121, 130	Rinderon
Penicillamine	26, 30	Metalcaptase
Heparin calcium(unfractionated heparin)★	90, 92, 95, 103, 164	Caprocin
Heparin sodium★	90, 92, 93, 95, 97, 99, 100, 101, 103	Novo-heparin, Hepaflush, Heparin, Heparin Na lock, Heparin Z, Pemiroc
Heparinoid★	90, 105	Hirudoid, Hirudoid soft
Beraprost sodium★	95, 103, 170	Careload LA, Dorner, Procylin, Bera-sus LA
Benzylpenicillin potassium	144	주사용 Penicillin G potassium
Benzbromarone★	45, 46, 51, 52, 53, 54, 55, 92	Urinorm
Pentostatin	46, 54, 108	Coforin
Chloral hydrate	91, 146, 147, 150	Escre, Chloral hydrate
Fosamprenavir calcium hydrate	77	Lexiva
Fosfomycin★	144	Fosmicin
Bosentan hydrate	92	Tracleer
Voriconazole	64	Vfend
Folinate calcium	30, 110	Uzel, Leucovorin
Porfimer sodium	24	Photofrin
Maprotiline hydrochloride★	62, 67	Ludiomil
Mianserin hydrochloride	67	Tetramide
Micafungin sodium	173	Funguard
Miconazole★	92, 173	Florid, Florid-D, Florid-F
Misoprostol	39, 40, 124	Cytotec
Mizoribine	26	Bredinin
Midazolam★	146, 147	Dormicum
Minocycline hydrochloride★	142, 173	Minomycin
Minodronic acid hydrate	14, 16, 17, 18	Bonoteo, Recalbon
Milnacipran hydrochloride★	62, 67, 68, 71, 75, 82, 83, 85	Toledomin
Mexiletine hydrochloride★	72, 74, 81, 83, 84, 89, 118, 130	Mexitil
Mecobalamin★	72, 74, 80, 89	Cobametin, Methycobal
Mesna	110	Uromitexan
Metixene hydrochloride	116	cholinfall
Methyldopa hydrate	10,11	Aldomet, Datleal, Dopamide, Nichi-dopa, Methyldopa, U-pressdopa
Methylphenidate hydrochloride	91	Concerta, Ritalin

일반명 (★: 제네릭 의약품 있음)	게재페이지	상품명 (파란 글씨: 본서 게재, 검은 글씨: 본서 미게재)
Methylprednisolone sodium succinate★	114,118.122.130	Solu-medrol
Methocarbamol	61.78	Robaxin
Metoclopramide★	110.114.119.125.130	Terperan, Primperan, Peraprin
Methotrexate★	3.10.11.23.24.25.26.27.28.29.30.31.32.35.47.54.59.106.107.108.109.110.126.142.174	Methotrexate, Rheumatex
Metoprolol tartrate★	77	Serogen, Serogen L, Lopresor SR
Metoronidazole★	92	Flagyl
Menatetrenone★	16.21.91.	Glakay, Kaytwo, Kaytwo N
Mefenamic acid★	5.7.9.113.117.123.130.134	Pontal
Mercaptopurine hydrate(6-MP)	46.54.92	Leukerin
Meloxicam★	2.5.6.7.8.11.107.113.117.130.132	Mobic
Meropenem hydrate★	140.141.144	Meropen
Mofezolac	5.7	Disopain
Morphine hydrochloride hydrate	63.64.67.68.113.114.117.120.123.124.130	Anpec, Mrphine hydochloide hydrate, Opso, Pacif, Pepenon
Morphine sulfate hydrate★	76.82.84.85.113.117.120.123.124.130.132	MS-contin, MS-twicelon, Kadian, P guard
Monteplase	95	Cleactor
Ubidecarenone★	110	Neuquinon
엽산	27, 31	Polyamine
Iodine	96, 105	Kadex, Iodocoat
Lactulose★	114, 119, 124, 130	Caloryl, Piarle, Monilac, Lactulose
Latamoxef sodium	142	Shiomarin
Ramosetron hydrochloride	110	Irribow, Nasea, Nasea OD
Raloxifene hydrochloride	14, 16, 18, 20	Evista
Risperidone★	114, 119, 125, 130, 132	Risperdal, Risperdal Consta
Risendronate sodium hydrate(Risedronate)	14, 16, 18, 19, 20, 42	Actonel, Benet
Lysozyme hydrochloride★	96, 105	Acdeam, Neuzym, Mucozome, Reflap, Leftose
Lidocaine hydrochloride★	74, 77, 82, 84, 85	Xylocaine
Ritonavir	62, 77, 116	Novia
Ribavirin	54	Copegus. Rebetol
Rifampicin★	65, 74, 78, 92	Rifadin, Rimactane
Limaprost alfadex★	70, 71, 170	Opalmon, Prorenal
Clopidogrel sulfate	92, 95	Plavix
Rilmazafone hydrochloride hydrate★	113, 114, 118, 121, 130	Lisme
Lincomycin hydrochloride hydrate★	173	Pelancocin, Lincocin
Lenograstim	110	Neutrogin
Reviparin sodium	95	Clivarin
Reflunomide	24, 25, 26, 30, 31, 32, 92	Arava

본서에서 사용하는 약제 일람

일반명 (★: 제네릭 의약품 있음)	게재페이지	상품명 (파란 글씨: 본서 게재, 검은 글씨: 본서 미게재)
Loxoprofen sodium hydrate★	2, 3, 4, 5, 6, 7, 36, 113, 117, 123, 130	Loxonin
Losaltan potassium	45, 53	Nu-Lotan
Ethyl Iflazepate★	60, 6, 67, 71	Meilax
Lobenzarit sodium	26	Carfenil
Lorazepam★	114, 118, 120, 121, 124, 130	Wypax
Lornoxicam	2, 5, 6, 11, 132	Lorcam
An extract from cutaneous tissue of rabbit inoculated with vaccinia virus★	60, 65, 68, 77, 83, 84, 85, 86, 89, 90, 104	Neurotrophin
Warfarin potassium	3, 10, 11, 15, 17, 46, 47, 50, 54, 62, 65, 75, 77, 90, 91, 92, 95, 96, 97, 99, 100, 101, 102, 103, 116, 142, 163, 164, 166, 167, 168, 170	Arefarin, warfarin, Warlin, warfarin K, warfarin potassium

INDEX

한글/영문 찾아보기

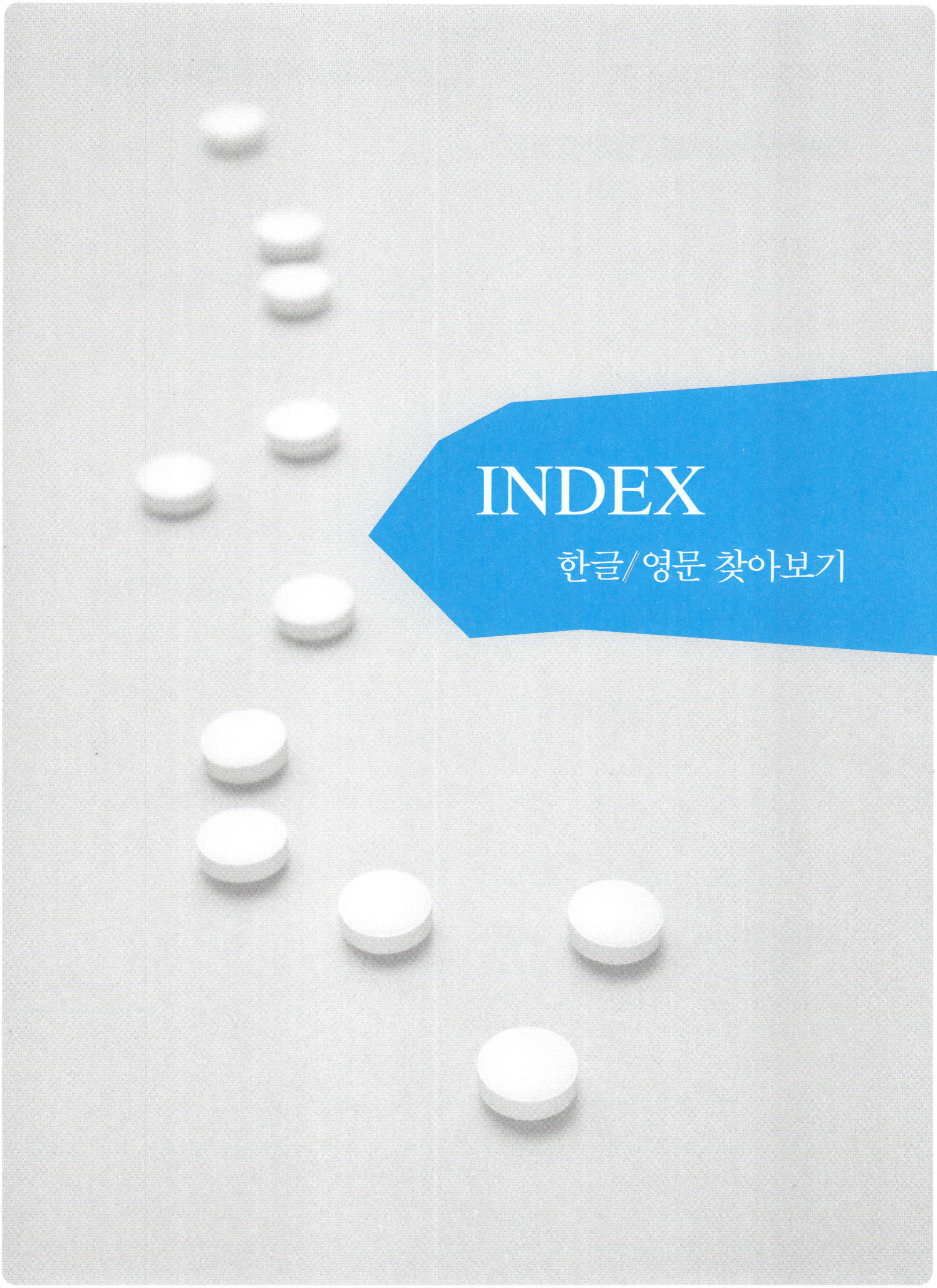

한글 찾아보기

ㄱ

가성 통풍 45, 57
간경변 179
간기능장애 31
간부전 179
간장애 10, 55
간질성 폐렴 31
견관절주위염 90
결핵 33
경견완증후군 90
경부신경근장애 69
경부통 68
고악성 골종양 111
고요산혈증 45, 52
고중성지방혈증 54
고지혈증 54
고칼슘혈증 19, 126
고혈압 54
골다공증 14
관절수종 41
근긴장완화제 62, 68
근육질환 74
근이완제 75, 90
글루코코르티코이드 22
글리코펩티드계 148

ㄴ/ㄷ

나프탈린계 4
내당능이상 55
단백동화호르몬 17
당뇨병 치료제 178
당뇨병성 신경장애 치료제 74, 83
대증요법 131

ㄹ/ㅁ

레이노병 101
레이노증후군 101
류마티스관절염 22
만성 신부전 178
말초순환장애 94, 99

ㅂ

병적골절 125
복합성 국소통증증후군 89
복합성 국소통증증후군 치료제 75
부신피질 스테로이드 38, 41, 43
비만 55
비스테로이드성 항염증제 22
비스포스포네이트 14, 16
비스포스포네이트 제제 42

ㅅ

살리실산계 4
상부소화관 장애 9
상하지통 68
서방형 약제 6
선택적 세로토닌 재흡수 저해제 69
선택적 에스트로젠 수용체 조절제 16
세로토닌- 노르아드레날린 재흡수 저해제 69
세팔로스포린계 146
소염진통제 140
스테로이드 28
스테로이드 커버 179
스티븐스존슨증후군 142
신경 74
신경손상 74
신경손상 · 교액성 신경장애 기타 말초신경장애 치료제 83
신경인성 통증 69
신경장애성 통증 치료제 74, 84
신장장애 10, 54

심부정맥혈전증 100
심파열 103
심혈관계 10
심혈관장애 54

ㅇ

아나필락시스양 증상 142
아릴산계 4
아미노글리코시드계 147
안트라닐산계 4
알레르기 10
알코올 8
약제 상호작용 10
에스트로젠 수용체 조절제 15
여성호르몬 17
옥시캄계 4
외용제 6
요로결석 54
요부신경근장애 69
요부척주관협착 70
요산강하제 55
요산배설 촉진제 53
요통 68
요통증 90
요폐 71
원발성 악성 골 · 연부종양 111
원발암 115, 130
위장장애 9
유방암 130
이소옥사졸아세트산계 4
이차성 활막염 39
인공투석 178
인돌아세트산계 4

ㅈ

저알도스테론증 103
저혈성 괴사성 질환 94
전구약물 6
전이성 골종양 115
정맥혈전색전증 100, 167
좌약 6
중독성 표피괴사증 143
질환수식성 항류마티스제 180

ㅊ

천식 10
최면제 124
침해수용성 통증 69

ㅋ

카바페넴계 147
카페인 8
칼시토닌 17
칼시토닌 제제 15
콕시브계 약제 7

ㅌ

테트라사이클린계 148
통풍 45
통풍 발작 45, 51
통풍관절염 49, 51
퇴행성 관절염 37
퇴행성 척추증 90
트리클로르초산 154
특발성 가성 통풍 57

ㅍ

페니실린계 147
페닐아세트산계 4
폐색전 100
폐암 130
폐포자충 폐렴 34
폐혈전색전증 19, 100
프로톤펌프억제제 9
프로피온산계 4
피라노아세트산계 4

피부점막증상 32

ㅎ

항간질제 65
항류마티스제 22, 180
항부정맥제 86
항불안제 62
항사이토카인 치료제 24
항생제 145
항우울제 63
항응고요법 169, 172
항정신병제 177
헤파린 기인성 혈소판감소증 172
혈중농도 반감기 5
호흡기 감염증 34
화농성 관절염 41
횡문근육종 111
흡연 8

영문 찾아보기

A

Acetaminophen 67, 70, 142
Adalimumab 27
Afloqualone 91
Allopurinol 46, 52
Amitriptyline hydrochloride 69
Amoxapine 69
Amoxicillin hydrate 147
Ampicillin 147
Arbekacin sulfate 147
Aspirin 8

B

Bacampicillin hydrochloride 147
Barbital 155
Benzbromarone 47, 53
Benzodiazepam 154
Betamipron 147
Biapenem 147
Biologic DMARDs 27
Bisphosphonate 14, 125
Bucillamine 25, 26, 32
Bucolome 48

C

Calcium folinate 31
calcium pyrophosphate dihydrate (CPPD) 58
Carbamazepine 65, 69
Cefazolin sodium 162
Cefcapene pivoxil hydrochloride hydrate 147
Cefdinir 146
Cefditoren 146
Cefixime 147
Cefpodoxime 146
Cefteram 147
Celecoxib 7, 9
chlorphenesin carbamate 62, 91
Ciclacillin 147
Cilastatin sodium 147
Clavulanic acid potassium 147
Clonazepam 65, 69
Codeine phosphate 69
Codeine phosphate hydrate 64, 120
Colchicine 46, 51
complex regional pain syndrome (CRPS) 89

Corticosteroid 124
COX 7
COX−1 7
COX−2 7
Crystal induced arthritis 41

D

deep vein thrombosis(DVT) 100
Dextromethorphan hydrobromide
hydrate 86
Diazepam 69
Diclofenac sodium 4
disease modifying anti-rheumatic
drugs(DMARDs) 22, 180

E

Enoxaparin sodium 170
Eparlestat hydrochloride 83
Eperisone hydrochloride 68, 90
Estrogen 17
Etanercept 27
Ethyl loflazepate 68
Etizolam 68
Etodolac 7

F

Fluvoxamine maleate 63, 69
Fondaparinux sodium 171
Fosmicin 149

G/H

Gabapentin 65, 69, 85
Heparin calcium 170
Heparin−induced thrombocytopenia 172
Hypercholesterolemia 54
Hyperuricacidemia 45

I

Ibuprofen 4
Imipenem 147
Imipramine hydrochloride 69
Indomethacin 4
Infliximab 27
Intermittent pneumatic compression
device 169
Isoxsuprine hydrochloride 101

K/L

Ketamine 155
Leflunomide 25, 33
Lidocaine hydrochloride 86, 89
Loxoprofen sodium hydrate 3, 4

M

magnesium hydroxide(MgoH) 8
Maprotiline hydrochloride 69
Mecobalamin 83
Meloxicam 7
Meropenem hydrate 147
Methotrexate(MTX) 22, 23
Mexiletine hydrochloride 83, 86
Mianserin hydrochloride 69
Midazolam 154
milnacipran hydrochloride 63, 69, 85
Minocycline hydrochloride 148
minodronic acid hydrate 17
Misoprostol 9
Morphine hydrochloride hydrate 64, 69

N

Nandrolone 17
Naproxen 4
non−steroidal anti−inflammatory drugs

(NSAIDs) 2, 37, 51, 68

O/P

Opioid 64, 69, 120
osteoarthritis cartilage research society international(OARSI) 40
Panipenem 147
paroxetine hydrochloride hydrate 63, 69
Pivoxil 146, 147
Pneumocystis pneumonia 34
Probenecid 47
Prodrug 6
Propofol 155
Proton pump inhibitor 9
Proxetil 146
pulmonary embolism(PE) 100
pulmonary thromboemblism(PTE) 100

R/S

red flag sign 68
rheumatoid arthritis(RA) 22
Salazosulfapyridine 25, 26, 32
selective estrogen receptor modulator(SERM) 17
Sertraline hydrochloride 63
skeletal related events(SREs) 119
SNRI 69
Sodium hyaluronate 38, 42, 43
SSRI 69
Sultamicillin tosilate hydrate hydrate 147

T

Tacrolimus hydrate 25, 29, 32
Teicoplanin 148
Tizanidine hydrochloride 62, 91
Tocilizumab 27
Tocopherolnicotinic acid ester 101
Tolazoline hydrochloride 101
Tolperisone hydrochloride 91
Trazodone hydrochloride 63, 69

U/V/W/Z

Urokinase 101
Vancomycin hydrochloride 148, 162
venous thromboemblism(VTE) 100
warfarin potassium 95, 101, 169
zaltoprofen 4

기타

경구 prostaglandin E_1 유도체 제제 66, 70
비타민 K_2 15
종래형 DMARDs 26
활성화 비타민 D_3 제제 15
CPPD 결정침착증 59
Diclofenac sodium 좌약 120
DMARDs 부작용 30
Ewing 육종 111
Heparin 기인성 혈소판감소증 102
Hyaluronate 주입요법 42
Lyell 증후군 143
NMDA 수용체길항제 86, 125
OARSI 가이드라인 40
Opioid 수용체 85
Reye 증후군 144
ST 합제 34
TNF 저해제 33